JN017454

2024年度診療報酬改定対応

「重症度, 医療・看護必要度」解説書

公益社団法人
日本看護協会 編

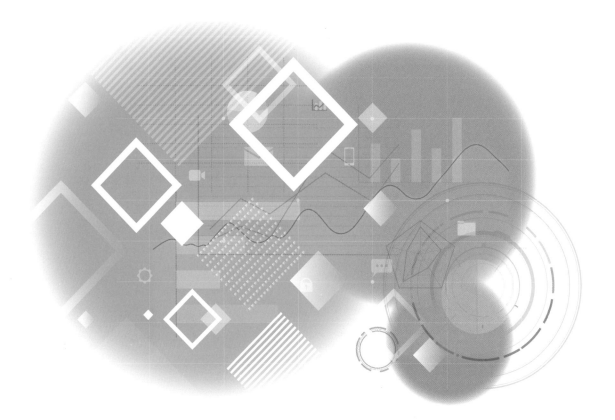

日本看護協会出版会

はじめに

　「重症度，医療・看護必要度」（以下，「必要度」）は，入院患者の状態を客観的に評価（測定）することで患者に必要な看護量を把握し，適正な看護職員配置を検討するための指標として開発されました。「必要度」の評価は，現場の看護職員自身が実施し，現行の診療報酬制度において，入院基本料や特定入院料，加算等の算定に欠かせないツールとなっています。

　2020（令和2）年度診療報酬改定において，看護職員の負担軽減の観点から，「必要度」の評価を行う者（「評価者」）を対象に院内研修を実施する「指導者」については，所定研修等を受講することが要件から削除となりました。

　しかし，「必要度」の評価を行う者が院内研修を受講することは，引き続き必須とされ，これは，2022（令和4）年度改定以降においても同様となっています。

　各医療機関において，「必要度」が正確に評価されるには，各自が確実に評価の方法を身につけることが求められますが，それにはまず，院内研修指導者が十分にこれを理解する必要があります。

　本書では，2024年度改定に基づき，「必要度」の評価者および当該病棟・治療室に必要な内容，さらには，効果的な院内研修および院内監査の実施方法についてまとめました。自己学習用にも，院内研修のテキストにも適しています。

　多くの方にご活用いただき，看護実践の正確な評価と質向上に資することを願っています。

　2024年6月

公益社団法人　日本看護協会

目　次

第 3 章　院内研修および院内監査の実施方法

第 **1** 章

「重症度，医療・看護必要度」とは

1) 意義・目的

「重症度，医療・看護必要度」（以下，「必要度」）は，入院患者の状態を客観的に評価（測定）することで患者に必要な看護量を把握し，適正な看護職員配置を検討するための指標として開発されました。評価は，現場の看護職員（等）が実施し，現行の診療報酬制度において，入院基本料や特定入院料，加算等の算定に欠かせないツールとなっています。

後ほど解説するように，2 年ごとの診療報酬改定で見直しが行われ，変更が加えられますが，診療報酬上「必要度」の評価が求められている入院料等に応じて，「一般病棟用」「特定集中治療室用」「ハイケアユニット用」の 3 種類の評価票があります。

評価票は，「モニタリング及び処置等」を評価する A 項目，「患者の状況等」を評価する B 項目，「手術等の医学的状況」を評価する C 項目からなりますが，評価項目の内容や組み合わせは，評価票ごとに異なります。

また，評価票には，A 項目の一部と C 項目を「レセプト電算処理システム用コード」（以下，「コード」）を用いて評価する "I" と，A 項目と C 項目のすべてを「コード」を用いて評価する "II" があります。2022（令和 4）年度診療報酬改定では特定集中治療室用，2024（令和 6）年度改定ではハイケアユニット用にも "II" が導入されました。

それぞれの評価項目と評価票，評価方法については，第 2 章で詳しく解説します。

各「必要度」で定められた判定基準に該当する患者の割合（基準該当患者割合）が，各入院料等で定められた施設基準における基準該当患者割合の要件を満たせば，当該入院料等を算定することができます。

なお，「看護職員等」というときには，看護職員（看護師・准看護師，助産師，保健師）のほかに，医師，薬剤師，理学療法士等を含みます。看護補助者や事務職員は，評価が行えません。

なぜ「必要度」を評価するのか。その意義には，大きく分けて次の 2 つがあります。

❶ 各医療機関などでの活用

入院患者の状態像を踏まえた看護職員の配置や患者の転入・転出の調整，看護職員の定数の検討，質の評価など，看護管理として活用することができます。

そのため，「必要度」の一部の項目で判定基準をすでに満たしている場合であっても，入院患者の状態像を把握するためには，A・B・C すべての項目で正確な評価が必要になります。

❷ 国の検討会などでの活用

　現在，急性期の入院患者の状態像を把握する，全国的に測定している標準化された指標は，この「必要度」のみです。「必要度」の評価で得られたデータは，診療報酬の算定のみならず，国で今後の入院医療のあり方や看護職員の適切な配置を検討する際に役立ちます。

2）前回診療報酬改定までの変遷

　最初に導入されたのは，2002（平成14）年度の診療報酬改定においてです。特定集中治療室（ICU）への客観的な入室基準を示す指標として，「特定集中治療室管理料」の施設基準の要件に，「重症度」基準が導入されました。

　以来，2年ごとに実施される診療報酬改定ごとに見直しが行われ，現在に至ります（表1）。

　2004（平成16）年度改定では，「ハイケアユニット入院医療管理料」が創設され，施設基準の要件に「重症度・看護必要度」基準が導入されました。

表1　「重症度，医療・看護必要度」の変遷

診療報酬改定年度	主な改定内容
2002（平成14）	ICUへの客観的な入室基準を示す指標として，「特定集中治療室管理料」の施設基準の要件に「重症度」基準を導入。
2004（平成16）	「ハイケアユニット入院医療管理料」創設。施設基準の要件に「重症度・看護必要度」基準を導入。
2006（平成18）	「7対1入院基本料」導入。施設基準の要件は，平均在院日数と看護職員配置，看護師比率のみ。
2008（平成20）	急性期病院の基準を明確にするために，「7対1入院基本料」の算定要件に「一般病棟用重症度・看護必要度」基準を追加。
2014（平成26）	医療提供体制の再構築，地域包括ケアシステムの構築を図ることを目的に，医療機能の分化・強化を推進。急性期患者の特性を評価する項目として，A項目を見直すとともに，「重症度，医療・看護必要度」に名称変更。
2016（平成28）	「一般病棟用」に「手術等の医学的状況」を評価するC項目を追加。
2018（平成30）	「一般病棟用」のA・C項目に，診療実績データを用いた評価を導入。「一般病棟用」は"I"と"II"の2種類に。
2020（令和2）	B項目の評価方法を2段階に。
2022（令和4）	「特定集中治療室用」の判定基準の対象からB項目を削除。また，「特定集中治療室用」は"I"と"II"の2種類に（2024年度改定で"II"のみに）。

　2006（平成 18）年度改定では，「7 対 1 入院基本料」が導入されましたが，このときの施設基準の要件としては，平均在院日数と看護職員配置，看護師比率のみであったため，2008（平成 20）年度改定で，急性期病院の基準を明確にすることから，「7 対 1 入院基本料」の算定要件に「一般病棟用重症度・看護必要度」基準が加わりました。

　2014（平成 26）年度改定では，医療提供体制の再構築，地域包括ケアシステムの構築を図ることを目的に，医療機能の分化や強化が推進されました。その一環として，急性期患者の特性を評価する項目として，A 項目が見直されるとともに，名称が「重症度，医療・看護必要度」に変更されました。

　2016（平成 28）年度改定では，一般病棟用に「手術等の医学的状況」として C 項目が追加され，A ～ C 項目の組み合わせで評価するようになりました。

　2018（平成 30）年度改定では，A・C 項目については，診療実績データを用いた評価が導入され，一般病棟用が I と II の 2 種類となりました。

　2020（令和 2）年度改定では，B 項目の評価方法が見直され，「患者の状態」と「介助の実施」に分けて評価することになり，根拠となる記録が不要になりました。さらに，院内研修の指導者の要件が削除となり，所定の院外研修等の受講が不要になりました。また，許可病床数 400 床以上の医療機関において，一般病棟用 II が要件化されました。

　そして，前回の 2022（令和 4）年度改定では，基本方針 I「新型コロナウイルス感染症等にも対応できる効率的・効果的で質の高い医療提供体制の構築」のうち，「医療機能や患者の状態に応じた入院医療の評価」として見直しが行われ，下記のような変更がありました。

〔前回改定における評価項目および基準等の見直し〕
【一般病棟用】
① A 項目の評価項目の見直し（「心電図モニターの管理」の削除など）
② 評価点数の変更（「輸血や血液製剤の管理」）
③ ①・②に伴い，「必要度」の評価を求めている入院料等の施設基準である「必要度の判定基準に該当する患者割合」の見直し
④ 許可病床数 200 床以上の医療機関で，急性期一般入院料 1 届出病棟に「必要度 II」を要件化
【特定集中治療室用】
⑤ A 項目の評価項目の見直し（「心電図モニターの管理」の削除など）
⑥ 判定基準の対象から B 項目を削除（ただし，毎日の評価は必要）
⑦ ⑤・⑥に伴い，判定基準の変更（「A 得点 3 点以上」に引き下げ）
⑧ 「コード」を用いた評価（「必要度 II」）の導入

〔前回改定における評価票の見直し〕

⑨ 救命救急入院料 1 および 3 の評価票をハイケアユニット用に変更

3) 今次改定の概要

(1) 現行診療報酬制度における入院医療の評価体系と看護提供体制

今回の 2024 年度改定における「必要度」の詳細を解説する前に，診療報酬制度の中で「必要度」がどのような位置づけにあるかを解説します。

表 2 は，一般病棟用評価票による「必要度」の評価が求められる入院料等を示しています。青色で示した「必要度」の基準該当患者割合は，入院医療の評価体系の中で，重要な点となっており，特に，急性期一般入院基本料では，基準該当患者割合や看護職員配置に応じた点数評価となっています。

表 3 に示す専門病院入院基本料や特定機能病院入院基本料（一般病棟）においても，また，表 4 に示すハイケアユニット用，特定集中治療室用評価票による「必要度」の評価が求められる入院料等においても，基準該当患者割合や看護職員配置に応じた点数評価となっています。

各評価票の対象となる病棟・治療室は，表 5 のとおりです。灰色の部分は，「必要度」の評価が要件となっている加算を示しています。加算の算定で求められる「必要度」の基準該当患者割合については，表 6 のとおりです。各医療機関が届け出ている入院基本料や特定入院料，加算等に応じて用いる評価票を確認してください。また，先ほど説明したとおり，評価方法によって選択肢の判断基準が異なる部分があり，Ⅰ と Ⅱ に分かれています。

一般病棟用の「必要度」を評価する対象は，これらの表に示した入院基本料や特定入院料，加算等を届け出ている病棟または治療室に入院している患者のうち，産科患者および 15 歳未満の小児患者（一般病棟用 Ⅱ では歯科患者も）を除いたすべての患者です。評価は，評価の対象となる患者の入院期間中，毎日行います。

表 2　一般病棟用評価票による「必要度」の評価が求められる入院料等 ①

入院料等	急性期一般入院基本料					
	入院料 1	入院料 2	入院料 3	入院料 4	入院料 5	入院料 6
看護職員配置	7 対 1 以上	10 対 1 以上				
一般病棟用の必要度の判定基準	基準①：A 得点が 3 点以上または C 得点が 1 点以上　基準②：A 得点が 2 点以上または C 得点が 1 点以上	下記のいずれかに該当◆A 得点が 2 点以上かつ B 得点が 3 点以上◆A 得点が 3 点以上◆C 得点が 1 点以上				継続的に測定・評価を行っていること
基準該当患者割合必要度 I／II[*1]	I：①21%かつ②28%　II：①20%かつ②27%	22%／21%	19%／18%	16%／15%	12%／11%	なし
点数	1,688 点	1,644 点	1,569 点	1,462 点	1,451 点	1,404 点

入院料等	地域包括医療病棟入院料	地域一般入院基本料 1	特定機能病院入院基本料（結核病棟）	結核病棟入院基本料	脳卒中ケアユニット入院医療管理料	地域包括ケア病棟入院料等[*2]
看護職員配置	10 対 1 以上	13 対 1 以上	7 対 1 以上	7 対 1 以上	3 対 1 以上	13 対 1 以上
一般病棟用の必要度の判定基準	下記のいずれかに該当かつ入棟初日に B 得点 3 点以上の患者割合 50%以上◆A 得点が 2 点以上かつ B 得点が 3 点以上◆A 得点が 3 点以上◆C 得点が 1 点以上	継続的に測定・評価を行っていること		下記のいずれかに該当◆A 得点が 2 点以上かつ B 得点が 3 点以上◆A 得点が 3 点以上◆C 得点が 1 点以上	継続的に測定・評価を行っていること	下記のいずれかに該当◆A 得点が 1 点以上◆C 得点が 1 点以上
基準該当患者割合必要度 I／II	16%／15%	なし	なし	8%／7%	なし	10%／8%
点数	3,050 点	1,176 点	1,822 点	1,677 点	6,045 点	*3

*1：急性期一般入院料 1 を算定する病棟（許可病床数 200 床未満で，電子カルテシステムを導入していないなど，「必要度 II」による評価ができないことについて正当な理由がある場合を除く），許可病床数 200 床以上で急性期一般入院料 2 または 3，許可病床数 400 床以上で急性期一般入院料 4 または 5 を算定する病棟，および 7 対 1 入院基本料（特定機能病院入院基本料（一般病棟に限る））を算定する病棟は，「必要度 II」を用いて評価を行うこと。

*2：地域包括ケア病棟入院料，地域包括ケア入院医療管理料，特定一般病棟入院料において地域包括ケア入院医療管理が行われる場合。

*3：*2 に応じた点数となる。

表3　一般病棟用評価票による「必要度」の評価が求められる入院料等②

入院料等	専門病院入院基本料					
看護職員配置	7対1以上	10対1以上				13対1以上
必要度に係る加算	なし	看護必要度加算1	看護必要度加算2	看護必要度加算3	なし	一般病棟看護必要度評価加算
一般病棟用必要度の判定基準	基準①：A得点が3点以上またはC得点が1点以上　基準②：A得点が2点以上またはC得点が1点以上	下記のいずれかに該当　◆A得点が2点以上かつB得点が3点以上　◆A得点が3点以上　◆C得点が1点以上			継続的に測定・評価を行っていること	
基準該当患者割合　必要度Ⅰ／Ⅱ	Ⅰ：①21%かつ②28%　Ⅱ：①20%かつ②27%	18%／17%	16%／15%	13%／12%	なし	なし
点数	1,705点	1,476点	1,466点	1,446点	1,421点	1,196点

入院料等	特定機能病院入院基本料（一般病棟）				
看護職員配置	7対1以上	10対1以上			
必要度に係る加算	なし	看護必要度加算1	看護必要度加算2	看護必要度加算3	なし
一般病棟用必要度の判定基準	基準①：A得点が3点以上またはC得点が1点以上　基準②：A得点が2点以上またはC得点が1点以上	下記のいずれかに該当　◆A得点が2点以上かつB得点が3点以上　◆A得点が3点以上　◆C得点が1点以上			継続的に測定・評価を行っていること
基準該当患者割合　必要度Ⅰ／Ⅱ	①20%かつ②27%（必要度Ⅱの評価が必須）	18%／17%	16%／15%	13%／12%	なし
点数	1,822点	1,513点	1,503点	1,483点	1,458点

表4　ハイケアユニット用・特定集中治療室用評価票による「必要度」の評価が求められる入院料等

〔ハイケアユニット用〕

入院料等	ハイケアユニット入院医療管理料1	ハイケアユニット入院医療管理料2	救命救急入院料	
			入院料1	入院料3
看護職員配置	4対1以上	5対1以上	4対1以上	
ハイケアユニット用必要度の判定基準	基準①：A項目の2, 7, 8, 9, 10, 11のうち1項目以上に該当　基準②：A項目の1〜11のうち1項目以上に該当		継続的に測定・評価を行っていること	
基準該当患者割合（必要度Ⅰ・Ⅱ共通）	①15%以上かつ②80%以上	①15%以上かつ②65%以上	なし	
点数	6,889点	4,250点	10,263点[*1]	

〔特定集中治療室用〕

入院料等	救命救急入院料		特定集中治療室管理料					
	入院料2	入院料4	管理料1	管理料2	管理料3	管理料4	管理料5	管理料6
看護職員配置	2対1以上							
特定集中治療室用必要度の判定基準	A得点が2点以上							
基準該当患者割合（必要度Ⅱの評価が必須）	80%／70%[*2]		80%		70%		70%	
点数	11,847点[*1]		14,406点[*1]		9,890点[*1]		8,890点[*1]	

[*1]：入室日数によって異なるため，救命救急入院料は3日以内の期間，特定集中治療室管理料は7日以内の期間の点数を記載。

[*2]：特定集中治療室管理料1を満たす場合80%，特定集中治療室管理料3を満たす場合70%。

表5　各評価票の対象となる病棟・治療室

評価票	一般病棟用	特定集中治療室用	ハイケアユニット用
入院基本料	・急性期一般入院基本料 ・7対1入院基本料：結核病棟入院基本料，特定機能病院入院基本料（一般病棟，結核病棟），専門病院入院基本料 ・10対1入院基本料：特定機能病院入院基本料の一般病棟，専門病院入院基本料 ・地域一般入院料1	—	—
特定入院料	・脳卒中ケアユニット入院医療管理料 ・地域包括医療病棟入院科 ・地域包括ケア病棟入院料等：地域包括ケア病棟入院料，地域包括ケア入院医療管理料，特定一般病棟入院料（地域包括ケア入院医療管理が行われる場合）	・救命救急入院料2・4 ・特定集中治療室管理料	・救命救急入院料1・3 ・ハイケアユニット入院医療管理料
加算	・総合入院体制加算 ・急性期看護補助体制加算 ・看護職員夜間配置加算 ・看護補助加算1 ・一般病棟看護必要度評価加算	・重症患者対応体制強化加算	—

表6　加算の算定で求められる「必要度」の基準該当患者割合

加算	評価票	必要度Ⅰ／Ⅱ
総合入院体制加算1	一般病棟用	33%／32%
総合入院体制加算2	一般病棟用	31%／30%
総合入院体制加算3	一般病棟用	28%／27%
急性期看護補助体制加算 看護職員夜間配置加算	一般病棟用	6%／5%
看護補助加算1	一般病棟用	4%／3%
重症患者対応体制強化加算	特定集中治療室用	「特殊な治療法等」に該当する患者が直近6か月間で15%

(2) 今次改定における「必要度」

2024年度改定では，下記4つの基本方針が示されました。

〔2024年度改定基本方針〕

I　現下の雇用情勢も踏まえた人材確保・働き方改革等の推進

II　ポスト2025を見据えた地域包括ケアシステムの深化・推進や医療DXを含めた医療機能の分化・強化，連携の推進

III　安心・安全で質の高い医療の推進

IV　効率化・適正化を通じた医療保険制度の安定性・持続可能性の向上

「必要度」に関しては，基本方針IIのうち，「患者の状態及び必要と考えられる医療機能に応じた入院医療の評価」として見直しが行われました。

「必要度」の見直しについては，診療報酬の改定内容を審議する中央社会保険医療協議会（以下，中医協）において，全国の病院の「必要度」のデータを詳細に分析した上で議論が重ねられました。また，評価項目の内容や該当患者割合の基準を見直すことによって各医療機関にどの程度の影響が及ぶのかなど，さまざまなシミュレーションが行われましたが，積極的な機能分化の推進を求める支払側委員と，医療現場や経営への影響の大きさを危惧する診療側委員とで議論は平行線を辿り，最終的には，公益委員が両側委員の意見を踏まえて裁定する形でまとまりました。

今次改定では，下記に示すように，A項目・C項目の評価項目や，基準について，多くの見直しが行われました。しかし，「必要度」の評価のあり方については引き続き検討を行うこととされており，次回以降の改定でも，データに基づく政策決定が行われると考えられます。

〔2024年度改定における「必要度」の変更点〕

【一般病棟用】

① A項目の評価項目の見直し（「創傷処置」「呼吸ケア」「注射薬剤3種類以上の管理」の項目の定義など）

② A項目の評価点数の変更（「専門的な治療・処置」の一部を引き上げ）

③ 評価日数の短縮（A項目のI「救急搬送後の入院」／II「緊急に入院を必要とする状態」，C項目の一部）

④ 評価の対象に短期滞在手術等基本料の対象手術等を実施した患者を追加

⑤ ①～④などに伴い，「必要度」の評価を求めている入院料等の施設基準である「必要度の判定基準に該当する患者割合」の見直し

⑥ 「コード」を用いた評価（「必要度II」）を要件とする対象病棟の拡大（「許可病床数200床未満の急性期一般入院料1（「必要度II」での評価ができない正当な理由がある場合を除く）」「許可病床数200床以上の急性期一般入院料2また

は 3」「許可病床数 400 床以上の急性期一般入院料 4 または 5」届出病棟も対象に）

⑦ 7 対 1 届出病棟における判定基準の対象からの B 項目の削除（ただし，毎日の評価は引き続き必要）

※一般病棟用に関して，今次改定で特に注意が必要なのは，機能分化の推進という観点から，専門的な急性期治療を要する患者の集約化のため，急性期一般入院料 1（7 対 1），専門病院入院基本料（7 対 1），特定機能病院入院基本料（7 対 1）の該当患者割合の基準について，B 項目（A 得点 2 点以上，かつ B 得点 3 点以上）の基準が廃止され，新たに 2 段階の該当患者割合の基準が設けられたことです（表2，表 3 参照）。

【特定集中治療用】

⑧ A 項目の評価項目の見直し（「輸液ポンプの管理」の削除）

⑨ ⑧に伴い，判定基準の変更（「A 得点 2 点以上」に引き下げ）

⑩「コード」を用いた評価（「必要度 II」）の要件化

【ハイケアユニット用】

⑪ A 項目の見直し（「心電図モニターの管理」「輸液ポンプの管理」の削除，「点滴ライン同時 3 本以上の管理」の「注射薬剤 3 種類以上の管理」への変更など）

⑫ 該当患者割合の基準の見直し（表 4 参照）

⑬「コード」を用いた評価（「必要度 II」）の導入

⑭ 判定基準の対象からの B 項目の削除（ただし，毎日の評価は引き続き必要）

　各評価票の評価項目は，表 7 のとおりです。評価に当たっての前提は，これまでと変わりません。下記を念頭に置いて実施してください。

〔評価の前提〕

・厚生労働省が発出している通知に記載されている「評価の手引き」に沿って評価を行う。

・「評価の手引き」に基づき正確に評価されているかを，院内で定期的に確認する。

・「必要度」の評価や院内での確認を行うに当たっては，「評価の手引き」に記載されている「項目の定義」や「判断に際しての留意点」以上のことは求められていない（「評価の手引き」に記載がないことについては，厚生局の指導などにおいても指摘されることはないと考えられる）。

・「評価の手引き」の記載と多少異なる状況においての評価の判断は，「項目の定義」と照らし合わせて行う。

・どうしても判断に迷う評価項目や内容については，所在地域を管轄する厚生

（支）局へ問い合わせを行う（問い合わせが多い内容については，全国で統一した判断が可能となるよう，通知や疑義解釈などが発出される場合がある）。

※都道府県ごとの問い合わせ先を，p.14 に掲載しています。

表7　2024 年度改定における「必要度」の評価項目

評価項目	評価票	一般病棟用 I	一般病棟用 II	特定集中治療室用 II	ハイケアユニット用 I・II
A モニタリング及び処置等	創傷処置（褥瘡の処置を除く）	●	●		●
	蘇生術の施行				●
	呼吸ケア（喀痰吸引のみの場合を除く）	●	●		
	呼吸ケア（喀痰吸引のみの場合及び人工呼吸器の管理の場合を除く）				●
	注射薬剤３種類以上の管理（最大７日間）	●	●		●
	動脈圧測定（動脈ライン）			●	●
	シリンジポンプの管理	●	●	●	●
	中心静脈圧測定（中心静脈ライン）			●	●
	人工呼吸器の管理			●	●
	輸血や血液製剤の管理	●	●	●	●
	肺動脈圧測定（スワンガンツカテーテル）			●	●
	特殊な治療法等（CHDF, IABP, PCPS, 補助人工心臓, ICP 測定, ECMO, IMPELLA）			●	●
	専門的な治療・処置 ① 抗悪性腫瘍剤の使用（注射剤のみ） ② 抗悪性腫瘍剤の内服の管理 ③ 麻薬の使用（注射剤のみ） ④ 麻薬の内服，貼付，坐剤の管理 ⑤ 放射線治療 ⑥ 免疫抑制剤の管理（注射剤のみ） ⑦ 昇圧剤の使用（注射剤のみ） ⑧ 抗不整脈剤の使用（注射剤のみ） ⑨ 抗血栓塞栓薬の持続点滴の使用 ⑩ ドレナージの管理 ⑪ 無菌治療室での治療	●	●		
	救急搬送後の入院（2 日間）	●			
	緊急に入院を必要とする状態（2 日間）		●		

11

表 7 （続き）

評価項目		評価票 一般病棟用 I	一般病棟用 II	特定集中治療室用 II	ハイケアユニット用 I・II
B 患者の状況等	寝返り	●	●	○	○
	移乗	●	●	○	○
	口腔清潔	●	●	○	○
	食事摂取	●	●	○	○
	衣服の着脱	●	●	○	○
	診療・療養上の指示が通じる	●	●	○	○
	危険行動	●	●	○	○
C 手術等の医学的状況	開頭手術（11 日間）	●	●		
	開胸手術（9 日間）	●	●		
	開腹手術（6 日間）	●	●		
	骨の手術（10 日間）	●	●		
	胸腔鏡・腹腔鏡手術（4 日間）	●	●		
	全身麻酔・脊椎麻酔の手術（5 日間）	●	●		
	救命等に係る内科的治療（4 日間）（① 経皮的血管内治療，② 経皮的心筋焼灼術等の治療，③ 侵襲的な消化器治療）	●	●		
	別に定める検査（2 日間）	●	●		
	別に定める手術（5 日間）	●	●		

○：特定集中治療室用では 2022 年度改定より，ハイケアユニット用では 2024 年度改定より，B項目は判定基準の対象から削除されたが，毎日の評価は引き続き必要。

●：一般病棟用に関しても，7 対 1 届出病棟については 2024 年度改定より○と同様。

　第2章では，今次改定に際して 2024 年 3 月 5 日に発出（3 月 7 日に再掲載）された厚生労働省保険局医療課長通知保医発 0305 第 5 号「基本診療料の施設基準等及びその届出に関する手続きの取扱いについて（通知）」に掲載されている，「重症度，医療・看護必要度に係る評価票 評価の手引き」に沿って，評価票ごとに，今次改定によって，どこがどう変わったのかと，改定内容に伴う評価のポイントを解説します。

※ 2024 年 5 月 20 日までに発出された訂正通知や疑義解釈の内容も反映させてあります。

◆資料

- 関連通知や疑義解釈，訂正といった「事務連絡」など最新の情報は，厚生労働省ウェブサイト「令和6年度診療報酬改定について」に掲載されます。
  〈https://www.mhlw.go.jp/stf/seisakunitsuite/bunya/0000188411_00045.html〉

  上記「第3　関係法令等」の（2）（3）（4）（7）（8）（9）（10）に，看護関連の事項が含まれています。

  届出に当たっては，特に下記を確認してください（保医発0305第4号，第5号）。
  「診療報酬の算定方法の一部改正に伴う実施上の留意事項について（通知）」
  「基本診療料の施設基準等及びその届出に関する手続きの取扱いについて（通知）」

- 日本看護協会ウェブサイトにも，今次診療報酬改定に関する最新の情報を随時掲載しています。
  〈https://www.nurse.or.jp/nursing/health_system/fee/index.html〉

- 評価について判断に迷うときなどは，次ページの各都道府県の厚生（支）局に問い合わせてください。

診療報酬に関する問い合わせ先（2024 年 3 月 5 日現在）

都道府県	事業所等の名称	電話番号	都道府県	事業所等の名称	電話番号
北海道	医療課	011-796-5105	滋賀	滋賀事務所	077-526-8114
青森	青森事務所	017-724-9200	京都	京都事務所	075-256-8681
岩手	岩手事務所	019-907-9070	大阪	指導監査課（大阪）	06-7663-7663
宮城	指導監査課（宮城）	022-206-5217	兵庫	兵庫事務所	078-325-8925
秋田	秋田事務所	018-800-7080	奈良	奈良事務所	0742-25-5520
山形	山形事務所	023-609-0140	和歌山	和歌山事務所	073-421-8311
福島	福島事務所	024-503-5030	鳥取	鳥取事務所	0857-30-0860
茨城	茨城事務所	029-277-1316	島根	島根事務所	0852-61-0108
栃木	栃木事務所	028-341-8486	岡山	岡山事務所	086-239-1275
群馬	群馬事務所	027-896-0488	広島	指導監査課（広島）	082-223-8209
埼玉	指導監査課（埼玉）	048-851-3060	山口	山口事務所	083-902-3171
千葉	千葉事務所	043-382-8102	徳島	徳島事務所	088-602-1386
東京	東京事務所	03-6692-5126	香川	指導監査課（香川）	087-851-9593
神奈川	神奈川事務所	045-270-2053	愛媛	愛媛事務所	089-986-3156
新潟	新潟事務所	025-364-1847	高知	高知事務所	088-826-3116
山梨	山梨事務所	055-209-1001	福岡	指導監査課（福岡）	092-707-1125
長野	長野事務所	026-474-4346	佐賀	佐賀事務所	0952-20-1610
富山	富山事務所	076-439-6570	長崎	長崎事務所	095-801-4201
石川	石川事務所	076-210-5140	熊本	熊本事務所	096-284-8001
岐阜	岐阜事務所	058-249-1822	大分	大分事務所	097-535-8061
静岡	静岡事務所	054-355-2015	宮崎	宮崎事務所	0985-72-8880
愛知	指導監査課（愛知）	052-228-6179	鹿児島	鹿児島事務所	099-201-5801
三重	三重事務所	059-213-3533	沖縄	沖縄事務所	098-833-6006
福井	福井事務所	0776-25-5373			

第 2 章

2024 年度
診療報酬改定における
「重症度, 医療・看護必要度」

1）「一般病棟用の重症度，医療・看護必要度 I」

（1）改定のポイントと注意点

「一般病棟用 I」における変更点

※（2）に今次改定の「評価票」「評価の手引き」を掲載し，前回改定からの変更点を★ 1 〜および　　　　で示している。

※★ 1 〜 4，6 〜 12，15，18 の変更は，「一般病棟用 II」と共通。

★ 1・19 〜 21：A 項目の「創傷処置」から重度褥瘡の処置が除外。また，「レセプト電算処理システム用コード」（以下，「コード」）による評価に。「手引き」における項目の定義の記載・選択肢の判断基準も，これに対応した内容に変更（判断に際しての留意点は削除）。

★ 2・24 〜 27：A 項目の「注射薬剤 3 種類以上の管理」に該当日数の上限を設定。「手引き」における項目の定義・判断に際しての留意点の記載も，これに対応した内容に変更。また，その対象外に「静脈栄養に係る薬剤」が追加。

★ 3・4：A 項目の「専門的な治療・処置」の配点が変更。「なし」の場合は「0点」のままだが，「あり」の場合，②，④〜⑥，⑩は「2 点」，それ以外は「3点」の 2 種類に。

★ 5・28：A 項目の「救急搬送後の入院」の評価日数が「5 日間」から「2 日間」に変更。

★ 6 〜 12・29 〜 35：C 項目の評価日数が一部変更。

・「開頭手術」は「13 日間」から「11 日間」に。

・「開胸手術」は「12 日間」から「9 日間」に。

・「開腹手術」は「7 日間」から「6 日間」に。

・「骨の手術」は「11 日間」から「10 日間」に。

・「胸腔鏡・腹腔鏡手術」は「5 日間」から「4 日間」に。

・「救命等に係る内科的治療」は「5 日間」から「4 日間」に。

・「別に定める手術」は「6 日間」から「5 日間」に。

★ 13・14：評価票の注に，A 項目の「注射薬剤 3 種類以上の管理」に関する事項が追加。

★ 15：評価票の注に，B 得点に関する事項が追加。

★ 16：本評価票による評価の対象となる患者が入院している施設のうち，「急性期一般入院基本料」を届け出ている病棟の詳細が変更。

★ 17：本評価による評価の対象となる患者が入院している施設に「地域包括医療病棟」が追加。

★ 18：本評価票による評価の対象外となる患者から「短期滞在手術等基本料

　を算定する患者」などが削除。

★ 22・23：Ａ項目の「呼吸ケア」が「コード」による評価となり，これに伴い，項目の定義・選択肢の判断基準が変更（判断に際しての留意点は削除）。

　一般病棟用では，急性期入院医療の必要性に応じた適切な評価を行う観点から，評価項目と該当患者割合の基準が見直されました。また，今までは評価の対象から除外されていた短期滞在手術等基本料の対象手術等を実施した患者が対象に追加された点にも注意が必要です。

　評価項目については，Ａ項目では，「創傷処置」から重度褥瘡の処置が除外され，「注射薬剤３種類以上の管理」は該当日数の上限が設定され，「専門的な治療・処置」の一部項目の点数が３点に引き上げられました。「一般病棟用Ｉ」の「救急搬送後の入院」および「一般病棟用Ⅱ」の「緊急に入院を必要とする状態」の評価日数は２日間に短縮されました。

　また，「注射薬剤３種類以上の管理」に関しては，対象薬剤から静脈栄養に関する薬剤が除外されました。

　なお，「専門的な治療・処置」の「抗悪性腫瘍剤の使用（注射剤のみ）」と「抗悪性腫瘍剤の内服の管理」においても，入院での使用割合が低い薬剤が除外されましたので，注意してください。

　さらに，「褥瘡処置」と「呼吸ケア」については，「一般病棟用Ｉ」の場合も，「一般病棟用Ⅱ」と同じく，「レセプト電算処理システム用コード」による評価が必要になりました。

　Ｃ項目では，対象手術および評価日数の実態を踏まえた見直しが行われ，複数項目において，各手術後の該当日数が短縮されました。

　評価項目の変更に伴い，該当患者割合の基準も全体的に引き下げられました。急性期一般入院料１（７対１），専門病院入院基本料（７対１），特定機能病院入院基本料（７対１）の該当患者割合の基準については，Ｂ項目が対象から削除され，新たに２段階の基準が設けられています（⇒第１章の表２，表３参照）。ただし，Ｂ項目の評価は今までどおり毎日行う必要がある旨，「評価票」「評価の手引き」に記載されています。

　「必要度」には，入院料等の届出上の基準としてだけではなく，患者像を把握し，病棟の実情に合わせた適正な看護配置や勤務体制の検討材料としての役割もあります。患者像は，Ａ項目とＣ項目で表される治療・処置・手術等の内容と，Ｂ項目で表される生活動作の自立度や疾患に関する認識の状況，それらの全体で見るものであり，看護管理や看護ケアを行う上で重要なデータです。Ｂ項目は，診療報酬上の基準の対象からは外れましたが，その有用性は変わりませんので，引き続き，Ｂ項目も含めた「必要度」のデータを看護管理などで活用してください。

〔改定内容に伴う評価のポイント〕

「注射薬剤 3 種類以上の管理」

　前回改定で「点滴ライン 3 本以上の管理」から変更になった評価項目（ハイケアユニット用においても，今次改定で同様に変更）で，注射により投与した薬剤の種類数が 3 種類以上であって，当該注射に係る管理を行った場合に評価します。項目の定義で「看護職員が管理した場合」とは限定されておらず，医師が実施した場合も含まれます。なお，今次改定で「初めて該当した日から 7 日間」と該当日数の上限が設けられました。

　評価対象となる注射薬剤は，EF 統合ファイルにおけるデータ区分コードが 30 番台（注射）の薬剤に限ります。

　ただし，留意点に記載されているとおり，血液代用剤や透析用剤，検査用剤，他の項目の評価対象となっている薬剤のほかに，種類数の対象から除くものがありますので，注意してください。今次改定で，「静脈栄養に係る薬剤」が対象外と示されました。その他，対象外となる薬剤については，通知の別添 6 別紙 7 別表 2「一般病棟用の重症度，医療・看護必要度 A・C 項目に係るレセプト電算処理システム用コード一覧の「A3　注射薬剤 3 種類以上の管理」において，薬剤の種類数の対象から除くもの」で確認してください。

　この一覧表は，厚生労働省のウェブサイトからダウンロードできます。
〈https://www.mhlw.go.jp/stf/seisakunitsuite/bunya/0000188411_00045.html〉
令和 6 年度診療報酬改定について＞ 第 3　関係法令等＞（3）2　基本診療料の施設基準等及びその届出に関する手続きの取扱いについて（通知）別紙 7（別表 2）

※ 2024 年 3 月 31 日時点で届出を行っている病棟については，2024 年 9 月 30 日までの間に限り，経過措置が講じられています。

(2) 評価票と評価の手引き

> ＊2024年3月5日発出（3月7日に再掲載）の厚生労働省通知保医発0305第5号「基本診療料の施設基準等及びその届出に関する手続きの取扱いについて（通知）」別添6別紙7および3月29日と5月1日発出の訂正通知の内容を掲載し，前回改定からの変更点を★1〜および ▨ で示しています。詳細は，(1) を参照してください。

一般病棟用の重症度，医療・看護必要度 I に係る評価票

（配点）

A　モニタリング及び処置等	0点	1点	2点★3	3点★4
1　創傷処置（褥瘡の処置を除く）★1	なし	あり		
2　呼吸ケア（喀痰吸引のみの場合を除く）	なし	あり		
3　注射薬剤3種類以上の管理（最大7日間）★2	なし	あり		
4　シリンジポンプの管理	なし	あり		
5　輸血や血液製剤の管理	なし		あり	
6　専門的な治療・処置				
①抗悪性腫瘍剤の使用（注射剤のみ），	なし			あり
②抗悪性腫瘍剤の内服の管理，			あり	
③麻薬の使用（注射剤のみ），				あり
④麻薬の内服，貼付，坐剤の管理，			あり	
⑤放射線治療，			あり	
⑥免疫抑制剤の管理（注射剤のみ），			あり	
⑦昇圧剤の使用（注射剤のみ），				あり
⑧抗不整脈剤の使用（注射剤のみ），				あり
⑨抗血栓塞栓薬の持続点滴の使用，				あり
⑩ドレナージの管理，			あり	
⑪無菌治療室での治療）				あり
7　救急搬送後の入院（2日間）★5	なし		あり	

A 得点

B　患者の状況等	患者の状態				介助の実施		評価
	0点	1点	2点		0	1	
8　寝返り	できる	何かにつかまればできる	できない				点
9　移乗	自立	一部介助	全介助	×	実施なし	実施あり	＝ 点
10　口腔清潔	自立	要介助			実施なし	実施あり	点
11　食事摂取	自立	一部介助	全介助		実施なし	実施あり	点
12　衣服の着脱	自立	一部介助	全介助		実施なし	実施あり	点
13　診療・療養上の指示が通じる	はい	いいえ					点
14　危険行動	ない		ある				点

B 得点

C　手術等の医学的状況	0点	1点
15　開頭手術（11日間）★6	なし	あり
16　開胸手術（9日間）★7	なし	あり
17　開腹手術（6日間）★8	なし	あり
18　骨の手術（10日間）★9	なし	あり
19　胸腔鏡・腹腔鏡手術（4日間）★10	なし	あり
20　全身麻酔・脊椎麻酔の手術（5日間）	なし	あり
21　救命等に係る内科的治療（4日間）★11 　　（①経皮的血管内治療， 　　②経皮的心筋焼灼術等の治療， 　　③侵襲的な消化器治療）	なし	あり
22　別に定める検査（2日間）	なし	あり
23　別に定める手術（5日間）★12	なし	あり
		C得点

注）一般病棟用の重症度，医療・看護必要度Ⅰに係る評価にあたっては，「一般病棟用の重症度，医療・看護必要度に係る評価票　評価の手引き」に基づき，以下のとおり記載した点数について，A～Cそれぞれ合計する。
・A（A3，★13　A6①から④まで及び⑥から⑨までを除く。）については，評価日において実施されたモニタリング及び処置等の点数を記載する。
・A（A3，★14　A6①から④まで及び⑥から⑨までに限る。）及びCについては，評価日において，別表1に規定するレセプト電算処理システム用コードのうち，A又はC項目に該当する項目の点数をそれぞれ記載する。
・Bについては，評価日の「患者の状態」及び「介助の実施」に基づき判断した患者の状況等の点数を記載する。

　なお，急性期一般入院料1及び7対1入院基本料（特定機能病院入院基本料（一般病棟に限る。）及び専門病院入院基本料）において，患者の状況等に係る得点（B得点）については，基準には用いないが，毎日評価を行うこと。★15

〔編集部註〕

「レセプト電算処理システム用コード一覧」（保医発0305第5号別添6別紙7別表1）およびA3において薬剤の種類数の対象から除くものの一覧（同・別表2）は，厚生労働省ウェブサイトからダウンロードできます。
〈https://www.mhlw.go.jp/stf/seisakunitsuite/bunya/0000188411_00045.html〉
令和6年度診療報酬改定について＞　第3　関係法令等＞（3）2　基本診療料の施設基準等及びその届出に関する手続きの取扱いについて（通知）別紙7（別表1）（別表2）

一般病棟用の重症度，医療・看護必要度に係る評価票
評価の手引き

＜一般病棟用の重症度，医療・看護必要度 Ⅰ＞
アセスメント共通事項

１．評価の対象

　　評価の対象は，急性期一般入院基本料（急性期一般入院料１に係る届出を行っている病棟（許可病床数が200床未満の保険医療機関であって，一般病棟用の重症度，医療・看護必要度Ⅱを用いて評価を行うことが困難であることについて正当な理由があるものを除く。），許可病床数が200床以上の保険医療機関であって急性期一般入院料２又は３に係る届出を行っている病棟及び許可病床数が400床以上の保険医療機関であって急性期一般入院料４又は５に係る届出を行っている病棟を除く。）[16]，7対１入院基本料（結核病棟入院基本料，特定機能病院入院基本料（結核病棟に限る。）及び専門病院入院基本料），10対１入院基本料（特定機能病院入院基本料（一般病棟に限る。）及び専門病院入院基本料），地域一般入院料１，総合入院体制加算（一般病棟入院基本料，特定一般病棟入院料），看護補助加算１（地域一般入院料，13対１入院基本料），一般病棟看護必要度評価加算（専門病院入院基本料，特定一般病棟入院料），脳卒中ケアユニット入院医療管理料，地域包括医療病棟及び[17]地域包括ケア病棟入院料（地域包括ケア入院医療管理料及び特定一般病棟入院料（地域包括ケア入院医療管理が行われる場合）を算定する場合も含む。以下「地域包括ケア病棟入院料等」という。）を届け出ている病棟に入院している患者であり，産科患者及び15歳未満の小児患者は評価の対象としない[18]。

２．評価日及び評価項目

　　評価は，患者に行われたモニタリング及び処置等（Ａ項目），患者の状況等（Ｂ項目）並びに手術等の医学的状況（Ｃ項目）について，毎日評価を行うこと。

　　ただし，地域包括ケア病棟入院料等については，Ａ項目及びＣ項目のみの評価とし，毎日評価を行うこと。

３．評価対象時間

　　評価対象時間は，0時から24時の24時間であり，重複や空白時間を生じさせないこと。

　　外出・外泊や検査・手術等の理由により，全ての評価対象時間の観察を行うことができない患者の場合であっても，当該病棟に在棟していた時間があった場合は，評価の対象とすること。ただし，評価対象日の0時から24時の間，外泊している患者は，当該外泊日については，評価対象とならない。

　　退院日は，当日の0時から退院時までを評価対象時間とする。退院日の評価は行うが，基準を満たす患者の算出にあたり延べ患者数には含めない。ただし，入院した日に退院（死亡退院を含む）した患者は，延べ患者数に含めるものとする。

４．評価対象場所

　　原則として，当該病棟内を評価の対象場所とし，当該病棟以外で実施された治療，処置，看護及び観察については，評価の対象場所に含めない。ただし，Ａ項目の専門的な治療・処置のうち，放

射線治療及びC項目の手術等の医学的状況については，当該医療機関内における治療を評価の対象場所とする。

5．評価対象の処置・介助等

当該病棟で実施しなければならない処置・介助等の実施者，又は医師の補助の実施者は，当該病棟に所属する看護職員でなければならない。ただし，一部の評価項目において，薬剤師，理学療法士等が当該病棟内において実施することを評価する場合は，病棟所属の有無は問わない。

なお，A項目の評価において，医師が単独で処置等を行った後に，当該病棟の看護職員が当該処置等を確認し，実施記録を残す場合も評価に含めるものとする。

A項目の処置の評価においては，訓練や退院指導等の目的で実施する行為は評価の対象に含めないが，B項目の評価においては，患者の訓練を目的とした行為であっても評価の対象に含めるものとする。

A項目の薬剤の評価については，臨床試験であっても評価の対象に含めるものとする。

6．評価者

評価は，院内研修を受けた者が行うこと。なお，医師，薬剤師，理学療法士等が一部の項目の評価を行う場合も院内研修を受けること。

ただし，A項目及びC項目のうち，別表1に規定する「一般病棟用の重症度，医療・看護必要度A・C項目に係るレセプト電算処理システム用コード一覧」（以下，コード一覧という。）を用いて評価を行う項目については，当該評価者により各選択肢の判断を行う必要はない。

7．評価の判断

評価の判断は，アセスメント共通事項，B項目共通事項及び項目ごとの選択肢の判断基準等に従って実施すること。独自に定めた判断基準により評価してはならない。

8．評価の根拠

評価は，観察と記録に基づいて行い，推測は行わないこと。当日の実施記録が無い場合は評価できないため，A項目では「なし」，B項目では自立度の一番高い評価とする。A項目（A6「専門的な治療・処置」①から④まで及び⑥から⑨までを除く。）の評価においては，後日，第三者が確認を行う際に，記録から同一の評価を導く根拠となる記録を残しておく必要があるが，項目ごとの記録を残す必要はない。

記録は，媒体の如何を問わず，当該医療機関において正式に承認を得て保管されているものであること。また，原則として医師及び当該病棟の看護職員による記録が評価の対象となるが，評価項目によっては，医師及び病棟の看護職員以外の職種の記録も評価の根拠となり得るため，記録方法について院内規定を設ける等，工夫すること。

なお，B項目については，「患者の状態」が評価の根拠となることから，重複する記録を残す必要はない。

A　モニタリング及び処置等

1　創傷処置（褥瘡の処置を除く）[19]

項目の定義

> 　創傷処置は，創傷処置として一般病棟用の重症度，医療・看護必要度Ⅱにおいて評価の対象となる診療行為を実施した場合[20]に評価する項目である。

選択肢の判断基準

> 　一般病棟用の重症度，医療・看護必要度Ⅱにおけるコード一覧に掲載されているコードに対応する診療行為のうち創傷処置に該当するものを実施した場合[21]に「あり」とする。

2　呼吸ケア（喀痰吸引のみの場合を除く）

項目の定義

> 　呼吸ケアは，酸素吸入や人工呼吸等，呼吸ケア（喀痰吸引のみの場合を除く）として一般病棟用の重症度，医療・看護必要度Ⅱにおいて評価の対象となる診療行為を実施した場合[22]に評価する項目である。

選択肢の判断基準

> 　一般病棟用の重症度，医療・看護必要度Ⅱにおけるコード一覧に掲載されているコードに対応する診療行為のうち呼吸ケア（喀痰吸引のみの場合を除く）に該当するものを実施した場合[23]に「あり」とする。

3　注射薬剤3種類以上の管理（最大7日間）[24]

項目の定義

> 　注射薬剤3種類以上の管理は，注射により投与した薬剤の種類数が3種類以上であって，当該注射に係る管理を行った場合に評価する項目であり，一連の入院期間中に初めて該当した日から起算して最大7日間（初めて該当した日を含む）までを評価の対象とする。[25]

選択肢の判断基準

> 「なし」
> 　　注射により投与した薬剤が3種類に満たない場合をいう。
> 「あり」
> 　　注射により投与した薬剤が3種類以上の場合をいう。

判断に際しての留意点

> 　施行の回数や時間の長さ，注射方法，注射針の刺入個所の数は問わない。
>
> 　注射薬剤については，EF 統合ファイルにおけるデータ区分コードが 30 番台（注射）の薬剤に限り，評価の対象となる。ただし，血液代用剤，透析用剤，検査用剤，静脈栄養に係る薬剤，[26] 他の項目の評価対象となっている薬剤等，別表のコード一覧に掲げる薬剤は種類数の対象から除くこと。
>
> 　なお，厚生労働省「薬価基準収載品目リスト及び後発医薬品に関する情報について」において示している「成分名」が同一である場合には，1 種類として数えること。
>
> 　また，一連の入院期間中に初めて該当した日から起算して最大 7 日間が評価の対象となるが，初めて該当した日以降に他の入院料を算定する病棟又は病室に転棟した場合であっても，初めて該当した日から起算して 7 日以内であるときは評価の対象となる。[27]

4　シリンジポンプの管理

項目の定義

> 　シリンジポンプの管理は，末梢静脈・中心静脈・硬膜外・動脈・皮下に対して，静脈注射・輸液・輸血・血液製剤・薬液の微量持続注入を行うにあたりシリンジポンプを使用し，看護職員が使用状況（投与時間，投与量等）を管理している場合に評価する項目である。

選択肢の判断基準

> 「なし」
> 　末梢静脈・中心静脈・硬膜外・動脈・皮下に対して静脈注射・輸液・輸血・血液製剤・薬液の微量持続注入を行うにあたりシリンジポンプの管理をしなかった場合をいう。
> 「あり」
> 　末梢静脈・中心静脈・硬膜外・動脈・皮下に対して静脈注射・輸液・輸血・血液製剤・薬液の微量持続注入を行うにあたりシリンジポンプの管理をした場合をいう。

判断に際しての留意点

> 　末梢静脈・中心静脈・硬膜外・動脈・皮下に対して，静脈注射・輸液・輸血・血液製剤・薬液の微量持続注入を行うにあたりシリンジポンプにセットしていても，作動させていない場合には使用していないものとする。
>
> 　携帯用であってもシリンジポンプの管理の対象に含めるが，PCA（自己調節鎮痛法）によるシリンジポンプは，看護職員が投与時間と投与量の両方の管理を行い，持続的に注入している場合のみ含める。

5 輸血や血液製剤の管理

項目の定義

> 輸血や血液製剤の管理は，輸血（全血，濃厚赤血球，新鮮凍結血漿等）や血液製剤（アルブミン製剤等）の投与について，血管を通して行った場合，その投与後の状況を看護職員が管理した場合に評価する項目である。

選択肢の判断基準

> 「なし」
> 　輸血や血液製剤の使用状況の管理をしなかった場合をいう。
> 「あり」
> 　輸血や血液製剤の使用状況の管理をした場合をいう。

判断に際しての留意点

> 輸血，血液製剤の種類及び単位数については問わないが，腹膜透析や血液透析は輸血や血液製剤の管理の対象に含めない。自己血輸血，腹水を濾過して輸血する場合は含める。

6 専門的な治療・処置

項目の定義

> 専門的な治療・処置は，①抗悪性腫瘍剤の使用（注射剤のみ），②抗悪性腫瘍剤の内服の管理，③麻薬の使用（注射剤のみ），④麻薬の内服，貼付，坐剤の管理，⑤放射線治療，⑥免疫抑制剤の管理（注射剤のみ），⑦昇圧剤の使用（注射剤のみ），⑧抗不整脈剤の使用（注射剤のみ），⑨抗血栓塞栓薬の持続点滴の使用，⑩ドレナージの管理，⑪無菌治療室での治療のいずれかの治療・処置を実施した場合に評価する項目である。

選択肢の判断基準

> 「なし」
> 　専門的な治療・処置を実施しなかった場合をいう。
> 「あり」
> 　専門的な治療・処置を一つ以上実施した場合をいう。ただし，①から④まで及び⑥から⑨までについては，評価日において，コード一覧に掲載されているコードが入力されている場合をいう。

判断に際しての注意点

> 専門的な治療・処置に含まれる内容は，各定義及び留意点に基づいて判断すること。
> 　なお，①から④まで及び⑥から⑨までについては，内服薬のコードが入力されていない日に当該コードに該当する内服を指示した場合や，事前に処方や指示を行っており内服当日には当該

コードが入力されていない場合等は，評価の対象とはならない。手術や麻酔中に用いた薬剤は評価の対象となる。また，検査や処置等，その他の目的で用いた薬剤については，EF 統合ファイルにおけるデータ区分コードが 20 番台（投薬），30 番台（注射），50 番（手術）及び 54 番（麻酔）の薬剤に限り，評価の対象となる。

① 抗悪性腫瘍剤の使用（注射剤のみ）

【留意点】

コード一覧を参照のこと。

② 抗悪性腫瘍剤の内服の管理

【留意点】

コード一覧を参照のこと。

③ 麻薬の使用（注射剤のみ）

【留意点】

コード一覧を参照のこと。

④ 麻薬の内服，貼付，坐剤の管理

【留意点】

コード一覧を参照のこと。

⑤ 放射線治療

【定義】

放射線治療は，固形腫瘍又は血液系腫瘍を含む悪性腫瘍がある患者に対して，病変部に X 線，ガンマ線，電子線等の放射線を照射し，その DNA 分子間の結合破壊（電離作用）により目標病巣を死滅させることを目的として実施した場合に評価する項目である。

【留意点】

照射方法は，外部照射と内部照射（腔内照射，小線源治療）を問わない。放射線治療の対象には，エックス線表在治療，高エネルギー放射線治療，ガンマナイフ，直線加速器（リニアック）による定位放射線治療，全身照射，密封小線源治療，放射性同位元素内用療法を放射線治療の対象に含める。

外部照射の場合は照射日のみを含めるが，外部照射の場合であっても，院外での実施は含めない。

外部照射か内部照射かは問わず，継続して内部照射を行なっている場合は，治療期間を通して評価の対象に含める。

放射線治療の実施が当該医療機関内であれば評価の対象場所に含める。

⑥ 免疫抑制剤の管理（注射剤のみ）

【留意点】

コード一覧を参照のこと。

⑦ 昇圧剤の使用（注射剤のみ）

【留意点】

コード一覧を参照のこと。

⑧ 抗不整脈剤の使用（注射剤のみ）

【留意点】

コード一覧を参照のこと。

⑨ 抗血栓塞栓薬の持続点滴の使用

【留意点】

コード一覧を参照のこと。

⑩ ドレナージの管理

【定義】

ドレナージの管理とは，排液，減圧の目的として，患者の創部や体腔に誘導管（ドレーン）を継続的に留置し，滲出液や血液等を直接的に体外に誘導し，排液バッグ等に貯留する状況を看護職員が管理した場合に評価する項目である。

【留意点】

誘導管は，当日の評価対象時間の間，継続的に留置されている場合にドレナージの管理の対象に含める。当日に設置して且つ抜去した場合は含めないが，誘導管を設置した日であって翌日も留置している場合，又は抜去した日であって前日も留置している場合は，当日に6時間以上留置されていた場合には含める。

胃瘻（PEG）を減圧目的で開放する場合であっても定義に従っていれば含める。

体外へ直接誘導する場合のみ評価し，体内で側副路を通す場合は含めない。また，腹膜透析や血液透析は含めない。経尿道的な膀胱留置カテーテルは含めないが，血尿がある場合は，血尿の

状況を管理する場合に限り評価できる。陰圧閉鎖療法は，創部に誘導管（パッドが連結されている場合を含む）を留置して，定義に従った処置をしている場合は含める。

定義に基づき誘導管が目的に従って継続的に留置されている場合に含めるものであるが，抜去や移動等の目的で，一時的であればクランプしていても良いものとする。

⑪ 無菌治療室での治療

【定義】

無菌治療室での治療とは，移植後，白血病，再生不良性貧血，骨髄異形成症候群，重症複合型免疫不全症等の患者に対して，無菌治療室での治療が必要であると医師が判断し，無菌治療室での治療を 6 時間以上行った場合に評価する項目である。

【留意点】

無菌治療室とは，室内を無菌の状態に保つために十分な体制が整備されている必要があり，当該保険医療機関において自家発電装置を有していることと，滅菌水の供給が常時可能であること。また，個室であって，室内の空気清浄度が，患者に対し無菌治療室管理を行っている際に，常時 ISO クラス 7 以上であること。

無菌治療室に入室した日及び無菌治療室を退室した日は評価の対象とする。

7　救急搬送後の入院

項目の定義

救急搬送後の入院は，救急用の自動車（市町村又は都道府県の救急業務を行うための救急隊の救急自動車に限る）又は救急医療用ヘリコプターにより当該医療機関に搬送され，入院した場合に評価する項目である。

選択肢の判断基準

「なし」
　　救急用の自動車又は救急医療用ヘリコプター以外により搬送され入院した場合をいう。
「あり」
　　救急用の自動車又は救急医療用ヘリコプターにより搬送され入院した場合をいう。

判断に際しての留意点

救急搬送後の患者が，直接，評価対象病棟に入院した場合のみを評価の対象とし，救命救急入院料，特定集中治療室管理料等の届出を行っている治療室に一旦入院した場合は評価の対象に含めない。ただし，手術室を経由して評価対象病棟に入院した場合は評価の対象に含める。

入院当日を含めた 2 日間[28]を評価の対象とする。

B　患者の状況等

B項目共通事項

1．義手・義足・コルセット等の装具を使用している場合には，装具を装着した後の状態に基づいて評価を行う。

2．評価時間帯のうちに状態が変わり，異なる状態の記録が存在する場合には，自立度の低い方の状態をもとに評価を行うこと。

3．当該動作が制限されていない場合には，可能であれば動作を促し，観察した結果をもとに「患者の状態」を評価すること。動作の確認をできなかった場合には，通常，介助が必要な状態であっても「できる」又は「自立」とする。

4．医師の指示によって，当該動作が制限されていることが明確である場合には，各選択肢の留意点を参考に評価する。この場合，医師の指示に係る記録があること。ただし，動作が禁止されているにもかかわらず，患者が無断で当該動作を行ってしまった場合には「できる」又は「自立」とする。

5．B9「移乗」，B10「口腔清潔」，B11「食事摂取」，B12「衣服の着脱」については，「患者の状態」と「介助の実施」とを乗じた点数とすること。

8　寝返り

項目の定義

> 　寝返りが自分でできるかどうか，あるいはベッド柵，ひも，バー，サイドレール等の何かにつかまればできるかどうかを評価する項目である。
> 　ここでいう『寝返り』とは，仰臥位から（左右どちらかの）側臥位になる動作である。

選択肢の判断基準

> 「できる」
> 　何にもつかまらず，寝返り（片側だけでよい）が1人でできる場合をいう。
> 「何かにつかまればできる」
> 　ベッド柵，ひも，バー，サイドレール等の何かにつかまれば1人で寝返りができる場合をいう。
> 「できない」
> 　介助なしでは1人で寝返りができない等，寝返りに何らかの介助が必要な場合をいう。

判断に際しての留意点

> 　「何かにつかまればできる」状態とは，看護職員等が事前に環境を整えておくことによって患者自身が1人で寝返りができる状態であり，寝返りの際に，ベッド柵に患者の手をつかまらせる等の介助を看護職員等が行っている場合は「できない」となる。
> 　医師の指示により，自力での寝返りを制限されている場合は「できない」とする。

9　移乗

項目の定義

> 　移乗時の介助の必要の有無と，介助の実施状況を評価する項目である。
> 　ここでいう『移乗』とは，「ベッドから車椅子へ」，「ベッドからストレッチャーへ」，「車椅子からポータブルトイレへ」等，乗り移ることである。

選択肢の判断基準

> 　（患者の状態）
> 「自立」
> 　　介助なしで移乗できる場合をいう。這って動いても，移乗が1人でできる場合も含む。
> 「一部介助」
> 　　患者の心身の状態等の理由から，事故等がないように見守る必要がある場合，あるいは1人では移乗ができないため他者が手を添える，体幹を支える等の一部介助が必要な場合をいう。
> 「全介助」
> 　　1人では移乗が全くできないために，他者が抱える，運ぶ等の全面的に介助が必要な場合をいう。
> （介助の実施）
> 「実施なし」
> 　　評価日に看護職員等が介助を行わなかった場合をいう。
> 「実施あり」
> 　　評価日に看護職員等が介助を行った場合をいう。

判断に際しての留意点

> 　患者が1人では動けず，スライド式の移乗用補助具の使用が必要な場合は「全介助」となる。
> 　車椅子等への移乗の際に，立つ，向きを変える，数歩動く等に対して，患者自身も行うことができている（力が出せる）場合は「一部介助」となる。
> 　医師の指示により，自力での移乗を制限されている場合は「全介助」とする。また，介助による移乗も制限されている場合は，「全介助」かつ「実施なし」とする。

10　口腔清潔

項目の定義

> 　口腔内を清潔にするための一連の行為が1人でできるかどうか，1人でできない場合に看護職員等が見守りや介助を実施したかどうかを評価する項目である。
> 　一連の行為とは，歯ブラシやうがい用の水等を用意する，歯磨き粉を歯ブラシにつける等の準備，歯磨き中の見守りや指示，磨き残しの確認等も含む。

口腔清潔に際して，車椅子に移乗する，洗面所まで移動する等の行為は，口腔清潔に関する一連の行為には含まれない。

選択肢の判断基準

（患者の状態）

「自立」

口腔清潔に関する一連の行為すべてが1人でできる場合をいう。

「要介助」

口腔清潔に関する一連の行為のうち部分的，あるいはすべてに介助が必要な場合をいう。患者の心身の状態等の理由から見守りや指示が必要な場合も含まれる。

（介助の実施）

「実施なし」

評価日に看護職員等が介助を行わなかった場合をいう。

「実施あり」

評価日に看護職員等が介助を行った場合をいう。

判断に際しての留意点

口腔内の清潔には，『歯磨き，うがい，口腔内清拭，舌のケア等の介助から義歯の手入れ，挿管中の吸引による口腔洗浄，ポピドンヨード剤等の薬剤による洗浄』も含まれる。舌や口腔内の硼砂グリセリンの塗布，口腔内吸引のみは口腔清潔に含まない。

また，歯がない場合は，うがいや義歯の清潔等，口腔内の清潔に関する類似の行為が行われているかどうかに基づいて判断する。

医師の指示により，自力での口腔清潔が制限されている場合は「要介助」とする。また，介助による口腔清潔も制限されている場合は，「要介助」かつ「実施なし」とする。

11　食事摂取

項目の定義

食事介助の必要の有無と，介助の実施状況を評価する項目である。

ここでいう食事摂取とは，経口栄養，経管栄養を含み，朝食，昼食，夕食，補食等，個々の食事単位で評価を行う。中心静脈栄養は含まれない。

食事摂取の介助は，患者が食事を摂るための介助，患者に応じた食事環境を整える食卓上の介助をいう。厨房での調理，配膳，後片付け，食べこぼしの掃除，車椅子への移乗の介助，エプロンをかける等は含まれない。

選択肢の判断基準

（患者の状態）

「自立」

　介助・見守りなしに1人で食事が摂取できる場合をいう。また，箸やスプーンのほかに，自助具等を使用する場合も含まれる。

「一部介助」

　必要に応じて，食事摂取の行為の一部に介助が必要な場合をいう。また，食卓で食べやすいように配慮する行為（小さく切る，ほぐす，皮をむく，魚の骨をとる，蓋をはずす等）が必要な場合をいう。患者の心身の状態等の理由から見守りや指示が必要な場合も含まれる。

「全介助」

　1人では全く食べることができず全面的に介助が必要な場合をいい，食事開始から終了までにすべてに介助を要する場合は「全介助」とする。

（介助の実施）

「実施なし」

　評価日に看護職員等が介助を行わなかった場合をいう。

「実施あり」

　評価日に看護職員等が介助を行った場合をいう。

判断に際しての留意点

　食事の種類は問わず，一般（普通）食，プリン等の経口訓練食，水分補給食，経管栄養すべてをさし，摂取量は問わない。経管栄養の評価も，全面的に看護職員等が行う必要がある場合は「全介助」となり，患者が自立して1人で行うことができる場合は「自立」となる。ただし，経口栄養と経管栄養のいずれも行っている場合は，「自立度の低い方」で評価する。

　家族が行った行為，食欲の観察は含めない。また，看護職員等が，パンの袋切り，食事の温め，果物の皮むき，卵の殻むき等を行う必要がある場合は「一部介助」とする。

　医師の指示により，食止めや絶食となっている場合は，「全介助」かつ「実施なし」とする。セッティングしても患者が食事摂取を拒否した場合は「実施なし」とする。

12　衣服の着脱

項目の定義

　衣服の着脱について，介助の必要の有無と，介助の実施状況を評価する項目である。衣服とは，患者が日常生活上必要とし着用しているものをいう。パジャマの上衣，ズボン，寝衣，パンツ，オムツ等を含む。

選択肢の判断基準

（患者の状態）

「自立」

　　介助なしに１人で衣服を着たり脱いだりすることができる場合をいう。

　　自助具等を使って行うことができる場合も含む。

「一部介助」

　　衣服の着脱に一部介助が必要な場合をいう。例えば，途中までは自分で行っているが，最後に看護職員等がズボン・パンツ等を上げる必要がある場合等は，「一部介助」に含む。看護職員等が手を出して介助する必要はないが，患者の心身の状態等の理由から，転倒の防止等のために，見守りや指示を行う必要がある場合等も「一部介助」とする。

「全介助」

　　衣服の着脱の行為すべてに介助が必要な場合をいう。患者自身が，介助を容易にするために腕を上げる，足を上げる，腰を上げる等の行為を行うことができても，着脱行為そのものを患者が行うことができず，看護職員等がすべて介助する必要がある場合も「全介助」とする。

（介助の実施）

「実施なし」

　　評価日に看護職員等が介助を行わなかった場合をいう。

「実施あり」

　　評価日に看護職員等が介助を行った場合をいう。

判断に際しての留意点

　　衣服の着脱に要する時間の長さは判断には関係しない。

　　通常は自分で衣服の着脱をしているが，点滴が入っているために介助を要している場合は，その介助の状況で評価する。

　　靴や帽子は，衣服の着脱の評価に含めない。

13　診療・療養上の指示が通じる

項目の定義

　　指示内容や背景疾患は問わず，診療・療養上の指示に対して，指示通りに実行できるかどうかを評価する項目である。

選択肢の判断基準

「はい」

　　診療・療養上の指示に対して，指示通りの行動が常に行われている場合をいう。

「いいえ」

　　診療・療養上の指示に対して，指示通りでない行動が１回でもみられた場合をいう。

判断に際しての留意点

> 精神科領域，意識障害等の有無等，背景疾患は問わない。指示の内容は問わないが，あくまでも診療・療養上で必要な指示であり，評価日当日の指示であること，及びその指示が適切に行われた状態で評価することを前提とする。
>
> 医師や看護職員等の話を理解したように見えても，意識障害等により指示を理解できない場合や自分なりの解釈を行い結果的に，診療・療養上の指示から外れた行動をした場合は「いいえ」とする。

14　危険行動

項目の定義

> 患者の危険行動の有無を評価する項目である。
>
> ここでいう「危険行動」は，「治療・検査中のチューブ類・点滴ルート等の自己抜去，転倒・転落，自傷行為」の発生又は「そのまま放置すれば危険行動に至ると判断する行動」を過去 1 週間以内の評価対象期間に看護職員等が確認した場合をいう。

選択肢の判断基準

> 「ない」
> 　　過去 1 週間以内に危険行動がなかった場合をいう。
> 「ある」
> 　　過去 1 週間以内に危険行動があった場合をいう。

判断に際しての留意点

> 危険行動の評価にあたっては，適時のアセスメントと適切な対応，並びに日々の危険行動への対策を前提としている。この項目は，その上で，なお発生が予測できなかった危険行動の事実とその対応の手間を評価する項目であり，対策をもたない状況下で発生している危険行動を評価するものではない。対策がもたれている状況下で発生した危険行動が確認でき，評価当日にも当該対策がもたれている場合に評価の対象に含める。
>
> 認知症等の有無や，日常生活動作能力の低下等の危険行動を起こす疾患・原因等の背景や，行動の持続時間等の程度を判断の基準としない。なお，病室での喫煙や大声を出す・暴力を振るう等の，いわゆる迷惑行為は，この項目での定義における「危険行動」には含めない。
>
> 他施設からの転院，他病棟からの転棟の際は，看護職員等が記載した記録物により評価対象期間内の「危険行動」が確認できる場合は，評価の対象に含める。

C　手術等の医学的状況

C 項目共通事項

1．コード一覧に掲載されているコードについて，評価日における入力の有無及び当該コードに係る手術等の実施当日からの日数によって判断すること。

2．各選択肢の判断基準に示された手術等の実施当日からの日数については，実施当日を含む日数であること。

15　開頭手術

選択肢の判断基準

> 評価日においてコード一覧に掲載されているコードが入力されている場合又は当該コードに係る手術の実施当日から 11 日間 *29 の場合，「あり」とする。

16　開胸手術

選択肢の判断基準

> 評価日においてコード一覧に掲載されているコードが入力されている場合又は当該コードに係る手術の実施当日から 9 日間 *30 の場合，「あり」とする。

17　開腹手術

選択肢の判断基準

> 評価日においてコード一覧に掲載されているコードが入力されている場合又は当該コードに係る手術の実施当日から 6 日間 *31 の場合，「あり」とする。

18　骨の手術

選択肢の判断基準

> 評価日においてコード一覧に掲載されているコードが入力されている場合又は当該コードに係る手術の実施当日から 10 日間 *32 の場合，「あり」とする。

19　胸腔鏡・腹腔鏡手術

選択肢の判断基準

> 評価日においてコード一覧に掲載されているコードが入力されている場合又は当該コードに係る手術の実施当日から 4 日間 *33 の場合，「あり」とする。

20　全身麻酔・脊椎麻酔の手術

選択肢の判断基準

> 　評価日においてコード一覧に掲載されているコードが入力されている場合又は当該コードに係る手術の実施当日から 5 日間の場合，「あり」とする。

21　救命等に係る内科的治療

選択肢の判断基準

> 　①から③の各項目について，評価日においてコード一覧に掲載されているコードが入力されている場合又は当該コードに係る治療の実施当日から 4 日間[★34] の場合，「あり」とする。

22　別に定める検査

選択肢の判断基準

> 　評価日においてコード一覧に掲載されているコードが入力されている場合又は当該コードに係る検査の実施当日から 2 日間の場合，「あり」とする。

23　別に定める手術

選択肢の判断基準

> 　評価日においてコード一覧に掲載されているコードが入力されている場合又は当該コードに係る手術の実施当日から 5 日間[★35] の場合，「あり」とする。

2) 「一般病棟用の重症度，医療・看護必要度 II」

(1) 改定のポイントと注意点

「一般病棟用 II」における変更点

※（2）に今次改定の「評価票」「評価の手引き」を掲載し，前回改定からの変更点を★1〜および　　　で示している。

※★1〜4，6〜14の変更は，「一般病棟用 I」と共通。

★1：A項目の「創傷処置」から重度褥瘡の処置が除外。

★2・15：A項目の「注射薬剤3種類以上の管理」に該当日数の上限を設定。「手引き」における関連箇所も，これに対応した内容に変更。

★3・4：A項目の「専門的な治療・処置」の配点が変更。「なし」の場合は「0点」のままだが，「あり」の場合，②，④〜⑥，⑩は「2点」，それ以外は「3点」の2種類に。

★5・16：A項目の「緊急に入院を必要とする状態」の評価日数が「5日間」から「2日間」に変更。

★6〜12：C項目の評価日数が一部変更。
・「開頭手術」は「13日間」から「11日間」に。
・「開胸手術」は「12日間」から「9日間」に。
・「開腹手術」は「7日間」から「6日間」に。
・「骨の手術」は「11日間」から「10日間」に。
・「胸腔鏡・腹腔鏡手術」は「5日間」から「4日間」に。
・「救命等に係る内科的治療」は「5日間」から「4日間」に。
・「別に定める手術」は「6日間」から「5日間」に。

★13：評価票の注に，B項目に関する事項が追加。

★14：本評価票による評価の対象外となる患者から「短期滞在手術等基本料を算定する患者」などが削除。

　一般病棟用では，評価（測定）にかかる負担軽減と評価の適正化をさらに推進する観点から，今次改定で，
　・許可病床数200床未満の急性期一般入院料1を算定する病棟
　・許可病床数200床以上の急性期一般入院料2または3を算定する病棟
　・許可病床数400床以上の急性期一般入院料4または5を算定する病棟
に関しては，「レセプト電算処理システム用コード」を用いた評価（「必要度 II」による評価）が求められました。

　特に，急性期一般入院料1については，電子カルテシステムを導入していない

などの正当な理由がある場合を除き，すべての病床規模で「必要度 II」による評価が必要です。

　評価項目の変更点は，「一般病棟用 I」と同じです。

※ 2024 年 3 月 31 日時点で届出を行っている病棟については，2024 年 9 月 30 日までの間に限り，経過措置が講じられています。

(2) 評価票と評価の手引き

＊2024年3月5日発出（3月7日に再掲載）の厚生労働省通知保医発0305第5号「基本診療料の施設基準等及びその届出に関する手続きの取扱いについて（通知）」別添6別紙7および3月29日と5月1日発出の訂正通知の内容を掲載し，前回改定からの変更点を★1〜および　　で示しています。詳細は，（1）を参照してください。

一般病棟用の重症度，医療・看護必要度 Ⅱ に係る評価票

（配点）

A　モニタリング及び処置等	0点	1点	2点 ★3	3点 ★4
1　創傷処置（褥瘡の処置を除く）★1	なし	あり		
2　呼吸ケア（喀痰吸引のみの場合を除く）	なし	あり		
3　注射薬剤3種類以上の管理（最大7日間）★2	なし	あり		
4　シリンジポンプの管理	なし	あり		
5　輸血や血液製剤の管理	なし		あり	
6　専門的な治療・処置	なし			
（①抗悪性腫瘍剤の使用（注射剤のみ），				あり
②抗悪性腫瘍剤の内服の管理，			あり	
③麻薬の使用（注射剤のみ），				あり
④麻薬の内服，貼付，坐剤の管理，			あり	
⑤放射線治療，			あり	
⑥免疫抑制剤の管理（注射剤のみ），			あり	
⑦昇圧剤の使用（注射剤のみ），				あり
⑧抗不整脈剤の使用（注射剤のみ），				あり
⑨抗血栓塞栓薬の持続点滴の使用，				あり
⑩ドレナージの管理，			あり	
⑪無菌治療室での治療）				あり
7　緊急に入院を必要とする状態（2日間）★5	なし		あり	

A得点 ▢

B　患者の状況等	患者の状態			介助の実施			評価
	0点	1点	2点	0	1		
8　寝返り	できる	何かにつかまればできる	できない				点
9　移乗	自立	一部介助	全介助	実施なし	実施あり		点
10　口腔清潔	自立	要介助		実施なし	実施あり		点
11　食事摂取	自立	一部介助	全介助	実施なし	実施あり		点
12　衣服の着脱	自立	一部介助	全介助	実施なし	実施あり		点
13　診療・療養上の指示が通じる	はい	いいえ					点
14　危険行動	ない		ある				点

（8〜12の「患者の状態」×「介助の実施」＝「評価」）

B得点 ▢

C　手術等の医学的状況	0 点	1 点
15　開頭手術（11 日間）★ 6	なし	あり
16　開胸手術（9 日間）★ 7	なし	あり
17　開腹手術（6 日間）★ 8	なし	あり
18　骨の手術（10 日間）★ 9	なし	あり
19　胸腔鏡・腹腔鏡手術（4 日間）★ 10	なし	あり
20　全身麻酔・脊椎麻酔の手術（5 日間）	なし	あり
21　救命等に係る内科的治療（4 日間）★ 11 　　①経皮的血管内治療， 　　②経皮的心筋焼灼術等の治療， 　　③侵襲的な消化器治療）	なし	あり
22　別に定める検査（2 日間）	なし	あり
23　別に定める手術（5 日間）★ 12	なし	あり
		C 得点

注）一般病棟用の重症度，医療・看護必要度Ⅱに係る評価にあたっては，「一般病棟用の重症度，医療・看護必要度に係る評価票　評価の手引き」に基づき，以下のとおり記載した点数について，A〜C それぞれ合計する。
　・A 及び C については，評価日において，別表 1 に規定するレセプト電算処理システム用コードのうち，A 又は C 項目に該当する項目の合計点数をそれぞれ記載する。
　・B については，評価日の「患者の状態」及び「介助の実施」に基づき判断した患者の状況等の点数を記載する。

　なお，急性期一般入院料 1 及び 7 対 1 入院基本料（特定機能病院入院基本料（一般病棟に限る。）及び専門病院入院基本料）において，患者の状況等に係る得点（B 得点）については，基準には用いないが，毎日評価を行うこと。★ 13

〔編集部註〕
「レセプト電算処理システム用コード一覧」（保医発 0305 第 5 号別添 6 別紙 7 別表 1）および A3 において薬剤の種類数の対象から除くものの一覧（同・別表 2）は，厚生労働省ウェブサイトからダウンロードできます。
〈https://www.mhlw.go.jp/stf/seisakunitsuite/bunya/0000188411_00045.html〉
令和 6 年度診療報酬改定について＞　第 3　関係法令等＞（3）2　基本診療料の施設基準等及びその届出に関する手続きの取扱いについて（通知）別紙 7（別表 1）（別表 2）

一般病棟用の重症度，医療・看護必要度に係る評価票
評価の手引き

＜一般病棟用の重症度，医療・看護必要度 Ⅱ＞
アセスメント共通事項

1．評価の対象

　　評価の対象は，急性期一般入院基本料，7対1入院基本料（結核病棟入院基本料，特定機能病院入院基本料（一般病棟，結核病棟に限る。）及び専門病院入院基本料），10対1入院基本料（特定機能病院入院基本料（一般病棟に限る。）及び専門病院入院基本料），地域一般入院料1，総合入院体制加算（一般病棟入院基本料，特定一般病棟入院料），看護補助加算1（地域一般入院基本料，13対1入院基本料），一般病棟看護必要度評価加算（専門病院入院基本料，特定一般病棟入院料），脳卒中ケアユニット入院医療管理料並びに地域包括ケア病棟入院料（地域包括ケア入院医療管理料及び特定一般病棟入院料（地域包括ケア入院医療管理が行われる場合）を算定する場合も含む。以下「地域包括ケア病棟入院料等」という。）を届け出ている病棟に入院している患者であり，産科患者及び15歳未満の小児患者は評価の対象としない[14]。また，歯科の入院患者（同一入院中に医科の診療も行う期間については除く。）についても評価の対象としない。

2．評価日及び評価項目

　　一般病棟用の重症度，医療・看護必要度Ⅰ（以下「必要度Ⅰ」という。）における記載内容を参照のこと。

3．評価対象時間

　　必要度Ⅰにおける記載内容を参照のこと。

4．評価対象場所

　　必要度Ⅰにおける記載内容を参照のこと。

5．評価者

　　B項目の評価は，院内研修を受けた者が行うこと。医師，薬剤師，理学療法士等が一部の項目の評価を行う場合も院内研修を受けること。

6．評価の判断

　　評価の判断は，アセスメント共通事項，A・B・Cの各項目の共通事項及び項目ごとの選択肢の判断基準等に従って実施すること。独自に定めた判断基準により評価してはならない。

A　モニタリング及び処置等

1．評価日において，各選択肢のコード一覧に掲載されているコードが入力されている場合を「あり」とする。

　　ただし，A3「注射薬剤3種類以上の管理」については，一連の入院期間中に初めて該当した日から起算して最大7日目までを評価の対象とし，初めて該当した日以降に他の入院料を算定する病棟又は病室に転棟した場合であっても，初めて該当した日から起算して7日目以内であるときは評価の対象となる。[15]

　　また，A7「緊急に入院を必要とする状態」については，入院日においてコード一覧に掲載されているコードが入力されている場合に，入院当日を含めた2日間[★16]を「あり」とする。なお，当該患者が，直接，評価対象病棟に入院した場合のみ，当該コードを評価対象とし，救命救急入院料，特定集中治療室管理料等の届出を行っている治療室に一旦入院した場合は評価対象に含めない。ただし，手術室を経由して評価対象病棟に入院した場合は評価対象に含める。また，地域包括ケア病棟入院料及び地域包括ケア入院医療管理料においては，評価対象に含めない。

2．内服薬のコードが入力されていない日に当該コードに該当する内服を指示した場合や，事前に処方や指示を行っており内服当日には当該コードが入力されていない場合等は，評価の対象とはならない。

3．手術や麻酔中に用いた薬剤は評価の対象となる。また，検査や処置等，その他の目的で用いた薬剤については，EF統合ファイルにおけるデータ区分コードが20番台（投薬），30番台（注射），50番（手術）及び54番（麻酔）の薬剤に限り，評価の対象となる。

4．臨床試験で用いた薬剤は評価の対象となる。

B　患者の状況等

　　必要度Ⅰにおける記載内容を参照のこと。

C　手術等の医学的状況

　　必要度Ⅰにおける記載内容を参照のこと。

3）「特定集中治療室用の重症度，医療・看護必要度」

（1）改定のポイントと注意点

「特定集中治療室用」における変更点

※（2）に今次改定の「評価票」「評価の手引き」を掲載し，前回改定からの変更点を★1〜および　　　　で示している。

※項目数の増減による項目番号の変更については省略。

※前回改定で「評価の手引き」は"I"および"II"の2種類となっていたが（「評価票」は1種類のまま），今次改定で"II"のみとなった。

※前回改定よりB項目は判定基準の対象から削除されたが，毎日の評価は引き続き必要。

★1：A項目から「輸液ポンプの管理」が削除（本評価票のA項目は8項目から7項目に）。

★2：A得点について，判定基準が「3点以上」から「2点以上」に変更。

★3：本評価票の「手引き」は"II"の1種類のみに。

★4・5：★3の変更に伴い，本評価票による評価の対象外となる患者に歯科患者が追加，また，「評価の根拠」の記載がB項目についてのみに。

　特定集中治療室用では，高度急性期入院医療の必要性に応じた適切な評価を行う観点から，評価項目と判定基準が見直されました。また，「レセプト電算処理システム用コード」を用いた評価（「必要度II」）が要件化されました（⇒第1章の表4参照）。

　評価項目については，A項目から「輸液ポンプの管理」が削除され，それに伴い，基準が「A得点2点以上」に変更されています。

　なお，今次改定で，特定集中治療室（ICU）における重症患者の受け入れを表す患者指標として，SOFA（Sequential Organ Failure Assessment）スコアが導入されました。生命予後と一定の相関関係があるとされる，重症患者を対象とした生理学的スコアの一つで，ICU入室時にこれが一定以上である患者の割合を評価することになりました。

※2024年3月31日時点で届出を行っている場合は，2024年9月30日までの間に限り，経過措置が講じられています。

（2）評価票と評価の手引き

> ＊2024年3月5日発出（3月7日に再掲載）の厚生労働省通知保医発0305第5号「基本診療料の施設基準等及びその届出に関する手続きの取扱いについて（通知）」別添6別紙17および3月29日発出の訂正通知の内容を掲載し，前回改定からの変更点を★1～および████で示しています。詳細は，（1）を参照してください。

特定集中治療室用の重症度，医療・看護必要度に係る評価票

（配点）

A　モニタリング及び処置等　　　　　　　　★1	0点	1点	2点
1　動脈圧測定（動脈ライン）	なし		あり
2　シリンジポンプの管理	なし	あり	
3　中心静脈圧測定（中心静脈ライン）	なし		あり
4　人工呼吸器の管理	なし		あり
5　輸血や血液製剤の管理	なし		あり
6　肺動脈圧測定（スワンガンツカテーテル）	なし		あり
7　特殊な治療法等 （CHDF, IABP, PCPS, 補助人工心臓, ICP測定, ECMO, IMPELLA）	なし		あり

A得点　　　　

B　患者の状況等	患者の状態				介助の実施		評価
	0点	1点	2点		0	1	
8　寝返り	できる	何かにつかまればできる	できない	×			＝点
9　移乗	自立	一部介助	全介助		実施なし	実施あり	点
10　口腔清潔	自立	要介助			実施なし	実施あり	点
11　食事摂取	自立	一部介助	全介助		実施なし	実施あり	点
12　衣服の着脱	自立	一部介助	全介助		実施なし	実施あり	点
13　診療・療養上の指示が通じる	はい	いいえ					点
14　危険行動	ない		ある				点

B得点　　　　

注）特定集中治療室用の重症度，医療・看護必要度に係る評価にあたっては，「特定集中治療室用の重症度，医療・看護必要度に係る評価票　評価の手引き」に基づき行うこと。
・Aについては，評価日において実施されたモニタリング及び処置等の合計点数を記載する。
・Bについては，評価日の「患者の状態」及び「介助の実施」に基づき判断した患者の状況等の点数を記載する。

＜特定集中治療室用の重症度，医療・看護必要度に係る基準＞
モニタリング及び処置等に係る得点（A得点）が2点以上　★2。
なお，患者の状況等に係る得点（B得点）については，基準の対象ではないが，毎日評価を行うこと。

〔編集部註〕

2022年度改定で，特定集中治療室用の「評価の手引き」はⅠ・Ⅱの2種類になりましたが（「評価票」は1種類のまま），今次改定でⅡのみになりました。ⅡのA項目の評価に使用する「レセプト電算処理システム用コード一覧」（保医発0305第5号別添6別紙17別表1）は，厚生労働省ウェブサイトからダウンロードできます。

〈https://www.mhlw.go.jp/stf/seisakunitsuite/bunya/0000188411_00045.html〉

令和6年度診療報酬改定について＞　第3　関係法令等＞（3）2　基本診療料の施設基準等及びその届出に関する手続きの取扱いについて（通知）別紙17（別表1）

特定集中治療室用の重症度，医療・看護必要度に係る評価票 評価の手引き

＜特定集中治療室用の重症度，医療・看護必要度 II＞[★3]

アセスメント共通事項

1．評価の対象

　　評価の対象は，救命救急入院料2及び4，並びに特定集中治療室管理料を届け出ている治療室に入院している患者であり，短期滞在手術等基本料を算定する患者，基本診療料の施設基準等の別表第二の二十三に該当する患者（基本診療料の施設基準等第十の三に係る要件以外の短期滞在手術等基本料3に係る要件を満たす場合に限る。），基本診療料の施設基準等の別表第二の二十四に該当する患者及び歯科の入院患者（同一入院中に医科の診療も行う期間については除く。）[★4]は評価の対象としない。

2．評価日及び評価項目

　　評価は，患者に行われたモニタリング及び処置等（A項目），患者の状況等（B項目）について，毎日評価を行うこと。

3．評価対象時間

　　評価対象時間は，0時から24時の24時間であり，重複や空白時間を生じさせないこと。

　　外出・外泊や検査・手術等の理由により，全ての評価対象時間の観察を行うことができない患者の場合であっても，当該治療室に在室していた時間があった場合は，評価の対象とすること。ただし，評価対象日の0時から24時の間，外泊している患者は，当該外泊日については，評価対象とならない。

　　退室日は，当日の0時から退室時までを評価対象時間とする。退室日の評価は行うが，基準を満たす患者の算出にあたり延べ患者数には含めない。ただし，入院した日に退院（死亡退院を含む）した患者は，延べ患者数に含めるものとする。

4．評価対象場所

　　当該治療室内を評価の対象場所とし，当該治療室以外で実施された治療，処置，看護及び観察については，評価の対象場所に含めない。

5．評価者

　　B項目の評価は，院内研修を受けた者が行うこと。医師，薬剤師，理学療法士等が一部の項目の評価を行う場合も院内研修を受けること。

6．評価の判断

　　評価の判断は，アセスメント共通事項，B項目共通事項及び項目ごとの選択肢の判断基準等に従って実施すること。独自に定めた判断基準により評価してはならない。

7．評価の根拠 [★5]

　　B項目については,「患者の状態」が評価の根拠となることから，重複する記録を残す必要はない。

A　モニタリング及び処置等

1．評価日において，各選択肢のコード一覧に掲載されているコードが入力されている場合を「あり」とする。

2．輸血や血液製剤については，手術や麻酔中に用いた薬剤も評価の対象となる。また，EF 統合ファイルにおけるデータ区分コードが 30 番台（注射），50 番（手術）の薬剤に限り，評価の対象となる。

3．臨床試験で用いた薬剤は評価の対象となる。

B　患者の状況等

B 項目共通事項

1．義手・義足・コルセット等の装具を使用している場合には，装具を装着した後の状態に基づいて評価を行う。

2．評価時間帯のうちに状態が変わり，異なる状態の記録が存在する場合には，自立度の低い方の状態をもとに評価を行うこと。

3．当該動作が制限されていない場合には，可能であれば動作を促し，観察した結果をもとに「患者の状態」を評価すること。動作の確認をできなかった場合には，通常，介助が必要な状態であっても「できる」又は「自立」とする。

4．医師の指示によって，当該動作が制限されていることが明確である場合には，各選択肢の留意点を参考に評価する。この場合，医師の指示に係る記録があること。ただし，動作が禁止されているにもかかわらず，患者が無断で当該動作を行ってしまった場合には「できる」又は「自立」とする。

5．B9「移乗」，B10「口腔清潔」，B11「食事摂取」，B12「衣服の着脱」については，「患者の状態」と「介助の実施」とを乗じた点数とすること。

8　寝返り

項目の定義

> 寝返りが自分でできるかどうか，あるいはベッド柵，ひも，バー，サイドレール等の何かにつかまればできるかどうかを評価する項目である。
> ここでいう『寝返り』とは，仰臥位から（左右どちらかの）側臥位になる動作である。

選択肢の判断基準

> 「できる」
> 　　何にもつかまらず，寝返り（片側だけでよい）が 1 人でできる場合をいう。
> 「何かにつかまればできる」
> 　　ベッド柵，ひも，バー，サイドレール等の何かにつかまれば 1 人で寝返りができる場合をいう。
> 「できない」
> 　　介助なしでは 1 人で寝返りができない等，寝返りに何らかの介助が必要な場合をいう。

判断に際しての留意点

> 「何かにつかまればできる」状態とは，看護職員等が事前に環境を整えておくことによって患者自身が 1 人で寝返りができる状態であり，寝返りの際に，ベッド柵に患者の手をつかまらせる等の介助を看護職員等が行っている場合は「できない」となる。
>
> 医師の指示により，自力での寝返りを制限されている場合は「できない」とする。

9　移乗

項目の定義

> 移乗時の介助の必要の有無と，介助の実施状況を評価する項目である。
>
> ここでいう『移乗』とは，「ベッドから車椅子へ」，「ベッドからストレッチャーへ」，「車椅子からポータブルトイレへ」等，乗り移ることである。

選択肢の判断基準

> （患者の状態）
> 「自立」
> 　　介助なしで移乗できる場合をいう。這って動いても，移乗が 1 人でできる場合も含む。
> 「一部介助」
> 　　患者の心身の状態等の理由から，事故等がないように見守る必要がある場合，あるいは 1 人では移乗ができないため他者が手を添える，体幹を支える等の一部介助が必要な場合をいう。
> 「全介助」
> 　　1 人では移乗が全くできないために，他者が抱える，運ぶ等の全面的に介助が必要な場合をいう。
> （介助の実施）
> 「実施なし」
> 　　評価日に看護職員等が介助を行わなかった場合をいう。
> 「実施あり」
> 　　評価日に看護職員等が介助を行った場合をいう。

判断に際しての留意点

> 患者が 1 人では動けず，スライド式の移乗用補助具の使用が必要な場合は「全介助」となる。
>
> 車椅子等への移乗の際に，立つ，向きを変える，数歩動く等に対して，患者自身も行うことができている（力が出せる）場合は「一部介助」となる。
>
> 医師の指示により，自力での移乗を制限されている場合は「全介助」とする。また，介助による移乗も制限されている場合は，「全介助」かつ「実施なし」とする。

10　口腔清潔

項目の定義

> 　口腔内を清潔にするための一連の行為が1人でできるかどうか，1人でできない場合に看護職員等が見守りや介助を実施したかどうかを評価する項目である。
>
> 　一連の行為とは，歯ブラシやうがい用の水等を用意する，歯磨き粉を歯ブラシにつける等の準備，歯磨き中の見守りや指示，磨き残しの確認等も含む。
>
> 　口腔清潔に際して，車椅子に移乗する，洗面所まで移動する等の行為は，口腔清潔に関する一連の行為には含まれない。

選択肢の判断基準

> （患者の状態）
>
> 「自立」
>
> 　　口腔清潔に関する一連の行為すべてが1人でできる場合をいう。
>
> 「要介助」
>
> 　　口腔清潔に関する一連の行為のうち部分的，あるいはすべてに介助が必要な場合をいう。患者の心身の状態等の理由から見守りや指示が必要な場合も含まれる。
>
> （介助の実施）
>
> 「実施なし」
>
> 　　評価日に看護職員等が介助を行わなかった場合をいう。
>
> 「実施あり」
>
> 　　評価日に看護職員等が介助を行った場合をいう。

判断に際しての留意点

> 　口腔内の清潔には，『歯磨き，うがい，口腔内清拭，舌のケア等の介助から義歯の手入れ，挿管中の吸引による口腔洗浄，ポピドンヨード剤等の薬剤による洗浄』も含まれる。舌や口腔内の硼砂グリセリンの塗布，口腔内吸引のみは口腔清潔に含まない。
>
> 　また，歯がない場合は，うがいや義歯の清潔等，口腔内の清潔に関する類似の行為が行われているかどうかに基づいて判断する。
>
> 　医師の指示により，自力での口腔清潔が制限されている場合は「要介助」とする。また，介助による口腔清潔も制限されている場合は，「要介助」かつ「実施なし」とする。

11　食事摂取

項目の定義

> 　食事介助の必要の有無と，介助の実施状況を評価する項目である。
>
> 　ここでいう食事摂取とは，経口栄養，経管栄養を含み，朝食，昼食，夕食，補食等，個々の食事単位で評価を行う。中心静脈栄養は含まれない。

食事摂取の介助は，患者が食事を摂るための介助，患者に応じた食事環境を整える食卓上の介助をいう。厨房での調理，配膳，後片付け，食べこぼしの掃除，車椅子への移乗の介助，エプロンをかける等は含まれない。

選択肢の判断基準

（患者の状態）

「自立」

　　介助・見守りなしに1人で食事が摂取できる場合をいう。また，箸やスプーンのほかに，自助具等を使用する場合も含まれる。

「一部介助」

　　必要に応じて，食事摂取の行為の一部に介助が必要な場合をいう。また，食卓で食べやすいように配慮する行為（小さく切る，ほぐす，皮をむく，魚の骨をとる，蓋をはずす等）が必要な場合をいう。患者の心身の状態等の理由から見守りや指示が必要な場合も含まれる。

「全介助」

　　1人では全く食べることができず全面的に介助が必要な場合をいい，食事開始から終了までにすべてに介助を要する場合は「全介助」とする。

（介助の実施）

「実施なし」

　　評価日に看護職員等が介助を行わなかった場合をいう。

「実施あり」

　　評価日に看護職員等が介助を行った場合をいう。

判断に際しての留意点

　　食事の種類は問わず，一般（普通）食，プリン等の経口訓練食，水分補給食，経管栄養すべてをさし，摂取量は問わない。経管栄養の評価も，全面的に看護職員等が行う必要がある場合は「全介助」となり，患者が自立して1人で行うことができる場合は「自立」となる。ただし，経口栄養と経管栄養のいずれも行っている場合は，「自立度の低い方」で評価する。

　　家族が行った行為，食欲の観察は含めない。また，看護職員等が，パンの袋切り，食事の温め，果物の皮むき，卵の殻むき等を行う必要がある場合は「一部介助」とする。

　　医師の指示により，食止めや絶食となっている場合は，「全介助」かつ「実施なし」とする。セッティングしても患者が食事摂取を拒否した場合は「実施なし」とする。

12　衣服の着脱

項目の定義

　　衣服の着脱について，介助の必要の有無と，介助の実施状況を評価する項目である。衣服とは，患者が日常生活上必要とし着用しているものをいう。パジャマの上衣，ズボン，寝衣，パンツ，

オムツ等を含む。

選択肢の判断基準

（患者の状態）

「自立」

　　介助なしに1人で衣服を着たり脱いだりすることができる場合をいう。

　　自助具等を使って行うことができる場合も含む。

「一部介助」

　　衣服の着脱に一部介助が必要な場合をいう。例えば，途中までは自分で行っているが，最後に看護職員等がズボン・パンツ等を上げる必要がある場合等は，「一部介助」に含む。看護職員等が手を出して介助する必要はないが，患者の心身の状態等の理由から，転倒の防止等のために，見守りや指示を行う必要がある場合等も「一部介助」とする。

「全介助」

　　衣服の着脱の行為すべてに介助が必要な場合をいう。患者自身が，介助を容易にするために腕を上げる，足を上げる，腰を上げる等の行為を行うことができても，着脱行為そのものを患者が行うことができず，看護職員等がすべて介助する必要がある場合も「全介助」とする。

（介助の実施）

「実施なし」

　　評価日に看護職員等が介助を行わなかった場合をいう。

「実施あり」

　　評価日に看護職員等が介助を行った場合をいう。

判断に際しての留意点

　　衣服の着脱に要する時間の長さは判断には関係しない。

　　通常は自分で衣服の着脱をしているが，点滴が入っているために介助を要している場合は，その介助の状況で評価する。

　　靴や帽子は，衣服の着脱の評価に含めない。

13　診療・療養上の指示が通じる

項目の定義

　　指示内容や背景疾患は問わず，診療・療養上の指示に対して，指示通りに実行できるかどうかを評価する項目である。

選択肢の判断基準

「はい」

　　診療・療養上の指示に対して，指示通りの行動が常に行われている場合をいう。

「いいえ」

　　診療・療養上の指示に対して，指示通りでない行動が1回でもみられた場合をいう。

判断に際しての留意点

　　精神科領域，意識障害等の有無等，背景疾患は問わない。指示の内容は問わないが，あくまでも診療・療養上で必要な指示であり，評価日当日の指示であること，及びその指示が適切に行われた状態で評価することを前提とする。

　　医師や看護職員等の話を理解したように見えても，意識障害等により指示を理解できない場合や自分なりの解釈を行い結果的に，診療・療養上の指示から外れた行動をした場合は「いいえ」とする。

14　危険行動

項目の定義

　　患者の危険行動の有無を評価する項目である。

　　ここでいう「危険行動」は，「治療・検査中のチューブ類・点滴ルート等の自己抜去，転倒・転落，自傷行為」の発生又は「そのまま放置すれば危険行動に至ると判断する行動」を過去1週間以内の評価対象期間に看護職員等が確認した場合をいう。

選択肢の判断基準

「ない」

　　過去1週間以内に危険行動がなかった場合をいう。

「ある」

　　過去1週間以内に危険行動があった場合をいう。

判断に際しての留意点

　　危険行動の評価にあたっては，適時のアセスメントと適切な対応，並びに日々の危険行動への対策を前提としている。この項目は，その上で，なお発生が予測できなかった危険行動の事実とその対応の手間を評価する項目であり，対策をもたない状況下で発生している危険行動を評価するものではない。対策がもたれている状況下で発生した危険行動が確認でき，評価当日にも当該対策がもたれている場合に評価の対象に含める。

　　認知症等の有無や，日常生活動作能力の低下等の危険行動を起こす疾患・原因等の背景や，行動の持続時間等の程度を判断の基準としない。なお，病室での喫煙や大声を出す・暴力を振るう等の，いわゆる迷惑行為は，この項目での定義における「危険行動」には含めない。

　　他施設からの転院，他病棟からの転棟の際は，看護職員等が記載した記録物により評価対象期間内の「危険行動」が確認できる場合は，評価の対象に含める。

4) 「ハイケアユニット用の重症度，医療・看護必要度」

(1) 改定のポイントと注意点

「ハイケアユニット用」における変更点

※ (2) に今次改定の「評価票」「評価の手引き」を掲載し，前回改定からの変更点を★1〜および　　　で示している。

※項目数の増減による項目番号の変更については省略。

※今次改定より「必要度II」が導入されるとともに（「評価票」は1種類のまま），2段階の判定基準が設けられた。

※B項目は判定基準の対象から削除されたが，毎日の評価は引き続き必要。

※一般病棟用では前回改定でA項目の「点滴ライン同時3本以上の管理」が「注射薬剤3種類以上の管理」に変更になっていたが，本評価票でも今次改定で同様となった。

※一般病棟用および特定集中治療室用では前回改定でA項目の「心電図モニターの管理」が削除となっていたが，本評価票でも今次改定で同様となった。

★1・7〜9：一般病棟用と同様，A項目の「創傷処置」から重度褥瘡の処置が除外。また，「レセプト電算処理システム用コード」（以下，「コード」）による評価に。「手引き」における項目の定義・選択肢の判断基準の記載も，これに対応した内容に変更（判断に際しての留意点は削除）。

★2・12：A項目の「点滴ライン同時3本以上の管理」が「注射薬剤3種類以上の管理」に変更。また，該当日数の上限を設定。「手引き」における項目の定義・選択肢の判断基準・判断に際しての留意点の記載も，これに対応した内容に変更。

★3・13：A項目から「心電図モニターの管理」および「輸液ポンプの管理」が削除（本評価票のA項目は13項目から11項目に）。

★4：2段階の判定基準を設定。

★5：A得点の判定基準の詳細と，B得点は判定基準の対象外だが毎日の評価は引き続き必要である旨が記載。

★6・14：今次改定より本評価票の「手引き」が"I"および"II"の2種類に。"I"は前回改定までの内容を原則踏襲。"II"ではA項目の評価に「コード」を使用。

★10・11：一般病棟用と同様，A項目の「呼吸ケア」が「コード」による評価に。これに伴い，項目の定義・選択肢の判断基準が変更（判断に際しての留意点は削除）。

　ハイケアユニット用では，高度急性期入院医療を必要とする患者の状態に応じた適切な評価を行う観点から，評価項目と判定基準が見直されました。また，「レセプト電算処理システム用コード」（以下，「コード」）を用いた評価（「必要度 II」による評価）が導入されました（⇒第 1 章の表 4 参照）。

　評価項目については，A 項目の「創傷処置」から重度褥瘡の処置が除外され，「心電図モニターの管理」および「輸液ポンプの管理」が削除され，「点滴ライン同時 3 本以上の管理」が「注射薬剤 3 種類以上の管理」に変更されるとともに該当日数の上限が設定されました。

　また，「創傷処置」と「呼吸ケア」については，「必要度 I」の場合も，「必要度 II」と同じく，「コード」による評価が必要になりました。

　評価項目の変更に伴い，該当患者割合の基準も見直されました。B 項目が対象から削除され，新たに 2 段階の基準が設けられています。ただし，B 項目の評価は今までどおり毎日行う必要がある旨，「評価票」「評価の手引き」に記載があります。また，B 項目も含め，看護管理や看護ケアにおける「必要度」のデータの有用性については，p.17 で述べたとおりです。

※ 2024 年 3 月 31 日時点で届出を行っている場合は，2024 年 9 月 30 日までの間に限り，経過措置が講じられています。

（2）評価票と評価の手引き

*2024年3月5日発出（3月7日に再掲載）の厚生労働省通知保医発0305第5号「基本診療料の施設基準等及びその届出に関する手続きの取扱いについて（通知）」別添6別紙18および3月29日発出の訂正通知の内容を掲載し，前回改定からの変更点を★1〜および　　で示しています。詳細は，（1）を参照してください。

ハイケアユニット用の重症度，医療・看護必要度に係る評価票

A　モニタリング及び処置等	0点	1点	①	②
1　創傷処置（褥瘡の処置を除く）★1	なし	あり		＊
2　蘇生術の施行	なし	あり	＊	＊
3　呼吸ケア（喀痰吸引のみの場合及び人工呼吸器の管理の場合を除く）	なし	あり		＊
4　注射薬剤3種類以上の管理（最大7日間）★2　★3	なし	あり		＊
5　動脈圧測定（動脈ライン）	なし	あり		＊
6　シリンジポンプの管理	なし	あり		＊
7　中心静脈圧測定（中心静脈ライン）	なし	あり	＊	＊
8　人工呼吸器の管理	なし	あり	＊	＊
9　輸血や血液製剤の管理	なし	あり	＊	＊
10　肺動脈圧測定（スワンガンツカテーテル）	なし	あり	＊	＊
11　特殊な治療法等（CHDF，IABP，PCPS，補助人工心臓，ICP測定，ECMO，IMPELLA）	なし	あり	＊	＊

（配点）　（基準）★4

A得点

B　患者の状況等	患者の状態			介助の実施		評価
	0点	1点	2点	0	1	
12　寝返り	できる	何かにつかまればできる	できない			点
13　移乗	自立	一部介助	全介助	実施なし	実施あり	点
14　口腔清潔	自立	要介助		実施なし	実施あり	点
15　食事摂取	自立	一部介助	全介助	実施なし	実施あり	点
16　衣服の着脱	自立	一部介助	全介助	実施なし	実施あり	点
17　診療・療養上の指示が通じる	はい	いいえ				点
18　危険行動	ない		ある			点

×　＝

B得点

注）ハイケアユニット用の重症度，医療・看護必要度に係る評価票の記入にあたっては，「ハイケアユニット用の重症度，医療・看護必要度に係る評価票　評価の手引き」に基づき行うこと。
・Aについては，評価日において実施されたモニタリング及び処置等の合計点数を記載する。
・Bについては，評価日の「患者の状態」及び「介助の実施」に基づき判断した患者の状況等の点数を記載する。

＜ハイケアユニット用の重症度，医療・看護必要度に係る基準＞★5
基準①：モニタリング及び処置等に係る項目のうち，項目番号2，7，8，9，10又は11のうち1項目以上に該当
基準②：モニタリング及び処置等に係る項目のいずれか1項目以上に該当
なお，患者の状況等に係る得点（B得点）については，基準の対象ではないが，毎日評価を行うこと。

〔編集部註〕
A項目の評価に使用する「レセプト電算処理システム用コード一覧」（保医発0305第5号別添6別紙18別表1）およびA4において薬剤の種類数の対象から除くものの一覧（同・別表2）は，厚生労働省ウェブサイトからダウンロードできます。
〈https://www.mhlw.go.jp/stf/seisakunitsuite/bunya/0000188411_00045.html〉
令和6年度診療報酬改定について＞　第3　関連法令等＞　（3）2　基本診療料の施設基準等及びその届出に関する手続きの取扱いについて（通知）別紙18（別表1）（別表2）

ハイケアユニット用の重症度，医療・看護必要度に係る評価票
評価の手引き

＜ハイケアユニット用の重症度，医療・看護必要度Ⅰ＞ ★6
アセスメント共通事項

1．評価の対象

　　評価の対象は，救命救急入院料1及び3並びにハイケアユニット入院医療管理料を届け出ている治療室に入院している患者であり，短期滞在手術等基本料を算定する患者，基本診療料の施設基準等の別表第二の二十三に該当する患者（基本診療料の施設基準等第十の三に係る要件以外の短期滞在手術等基本料3に係る要件を満たす場合に限る。）及び基本診療料の施設基準等の別表第二の二十四に該当する患者は評価の対象としない。

2．評価日及び評価項目

　　評価は，患者に行われたモニタリング及び処置等（A項目），患者の状況等（B項目）について，毎日評価を行うこと。

3．評価対象時間

　　評価対象時間は，0時から24時の24時間であり，重複や空白時間を生じさせないこと。

　　外出・外泊や検査・手術等の理由により，全ての評価対象時間の観察を行うことができない患者の場合であっても，当該治療室に在室していた時間があった場合は，評価の対象とすること。ただし，評価対象日の0時から24時の間，外泊している患者は，当該外泊日については，評価対象とならない。

　　退室日は，当日の0時から退室時までを評価対象時間とする。退室日の評価は行うが，基準を満たす患者の算出にあたり延べ患者数には含めない。ただし，入院した日に退院（死亡退院を含む）した患者は，延べ患者数に含めるものとする。

4．評価対象場所

　　当該治療室内を評価の対象場所とし，当該治療室以外で実施された治療，処置，看護及び観察については，評価の対象場所に含めない。

5．評価対象の処置・介助等

　　当該治療室で実施しなければならない処置・介助等の実施者，又は医師の補助の実施者は，当該治療室に所属する看護職員でなければならない。ただし，一部の評価項目において，薬剤師，理学療法士等が治療室内において実施することを評価する場合は，治療室所属の有無は問わない。

　　なお，A項目の評価において，医師が単独で処置等を行った後に，当該治療室の看護職員が当該処置等を確認し，実施記録を残す場合も評価に含めるものとする。

　　A項目の処置の評価においては，訓練や退院指導等の目的で実施する行為は評価の対象に含めないが，B項目の評価においては，患者の訓練を目的とした行為であっても評価の対象に含めるものとする。

　　A項目の薬剤の評価については，臨床試験であっても評価の対象に含めるものとする。

6．評価者

評価は，院内研修を受けた者が行うこと。なお，医師，薬剤師，理学療法士等が一部の項目の評価を行う場合も院内研修を受けること。

7．評価の判断

評価の判断は，アセスメント共通事項，B項目共通事項及び項目ごとの選択肢の判断基準等に従って実施すること。独自に定めた判断基準により評価してはならない。

8．評価の根拠

評価は，観察と記録に基づいて行い，推測は行わないこと。当日の実施記録が無い場合は評価できないため，A項目では「なし」，B項目では自立度の一番高い評価とする。A項目の評価においては，後日，第三者が確認を行う際に，記録から同一の評価を導く根拠となる記録を残しておく必要があるが，項目ごとの記録を残す必要はない。

記録は，媒体の如何を問わず，当該医療機関において正式に承認を得て保管されているものであること。また，原則として医師及び当該治療室の看護職員による記録が評価の対象となるが，評価項目によっては，医師及び当該治療室の看護職員以外の職種の記録も評価の根拠となり得るため，記録方法について院内規定を設ける等，工夫すること。

なお，B項目については，「患者の状態」が評価の根拠となることから，重複する記録を残す必要はない。

A　モニタリング及び処置等

1　創傷処置（褥瘡の処理を除く）[*7]

項目の定義

> 創傷処置は，創傷処置としてハイケアユニット用の重症度，医療・看護必要度Ⅱにおいて評価の対象となる診療行為を実施した場合[*8]に評価する項目である。

選択肢の判断基準

> ハイケアユニット用の重症度，医療・看護必要度Ⅱにおけるコード一覧に掲載されているコードに対応する診療行為のうち創傷処置に該当するものを実施した場合[*9]に「あり」とする。

2　蘇生術の施行

項目の定義

> 蘇生術の施行は，気管内挿管・気管切開術・人工呼吸器装着・除細動・心マッサージのいずれかが，蘇生を目的に施行されたかどうかを評価する項目である。

選択肢の判断基準

> 「なし」
> 蘇生術の施行がなかった場合をいう。

> 「あり」
>
> 　　蘇生術の施行があった場合をいう。

判断に際しての留意点

> 　当該治療室以外での評価は含まないため，手術室，救急外来等で蘇生術が行われたとしても，当該治療室で行われていなければ蘇生術の施行の対象に含めない。
>
> 　蘇生術の施行に含まれている人工呼吸器の装着とは，いままで装着していない患者が蘇生のために装着したことであり，蘇生術以外の人工呼吸器管理は，A8「人工呼吸器の管理」の項目において評価される。

3　呼吸ケア（喀痰吸引のみの場合及び人工呼吸器の管理の場合を除く）

項目の定義

> 　呼吸ケアは，酸素吸入等，呼吸ケア（喀痰吸引のみの場合及び人工呼吸器の管理の場合を除く）としてハイケアユニット用の重症度，医療・看護必要度Ⅱにおいて評価の対象となる診療行為を実施した場合[10]に評価する項目である。

選択肢の判断基準

> 　ハイケアユニット用の重症度，医療・看護必要度Ⅱにおけるコード一覧に掲載されているコードに対応する診療行為のうち呼吸ケア（喀痰吸引のみの場合及び人工呼吸器の管理の場合を除く）に該当するものを実施した場合[11]に「あり」とする。

4　注射薬剤3種類以上の管理（最大7日間）[12]

項目の定義

> 　注射薬剤3種類以上の管理は，注射により投与した薬剤の種類数が3種類以上であって，当該注射に係る管理を行った場合に評価する項目であり，一連の入院期間中に初めて該当した日から起算して最大7日目までを評価の対象とする。

選択肢の判断基準

> 「なし」
>
> 　　注射により投与した薬剤が3種類に満たない場合をいう。
>
> 「あり」
>
> 　　注射により投与した薬剤が3種類以上の場合をいう。

判断に際しての留意点

> 　施行の回数や時間の長さ，注射方法，注射針の刺入個所の数は問わない。
>
> 　注射薬剤については，EF統合ファイルにおけるデータ区分コードが30番台（注射）の薬剤

に限り，評価の対象となる。ただし，血液代用剤，透析用剤，検査用剤，静脈栄養に係る薬剤，他の項目の評価対象となっている薬剤等，別表のコード一覧に掲げる薬剤は種類数の対象から除くこと。

なお，厚生労働省「薬価基準収載品目リスト及び後発医薬品に関する情報について」において示している「成分名」が同一である場合には，1種類として数えること。

また，一連の入院期間中に初めて該当した日から起算して最大7日目までが評価の対象となるが，初めて該当した日以降に他の入院料を算定する病棟又は病室に転棟した場合であっても，初めて該当した日から起算して7日目以内であるときは評価の対象となる。

★13

5 動脈圧測定（動脈ライン）
項目の定義

> 動脈圧測定は，動脈ラインを挿入し，そのラインを介して直接的に動脈圧測定を実施した場合を評価する項目である。

選択肢の判断基準

> 「なし」
> 　動脈圧測定を実施していない場合をいう。
> 「あり」
> 　動脈圧測定を実施している場合をいう。

6 シリンジポンプの管理
項目の定義

> シリンジポンプの管理は，末梢静脈・中心静脈・硬膜外・動脈・皮下に対して，静脈注射・輸液・輸血・血液製剤・薬液の微量持続注入を行うにあたりシリンジポンプを使用し，看護職員が使用状況（投与時間，投与量等）を管理している場合に評価する項目である。

選択肢の判断基準

> 「なし」
> 　末梢静脈・中心静脈・硬膜外・動脈・皮下に対して静脈注射・輸液・輸血・血液製剤・薬液の微量持続注入を行うにあたりシリンジポンプの管理をしなかった場合をいう。
> 「あり」
> 　末梢静脈・中心静脈・硬膜外・動脈・皮下に対して静脈注射・輸液・輸血・血液製剤・薬液の微量持続注入を行うにあたりシリンジポンプの管理をした場合をいう。

判断に際しての留意点

> 　末梢静脈・中心静脈・硬膜外・動脈・皮下に対して，静脈注射・輸液・輸血・血液製剤・薬液の微量持続注入を行うにあたりシリンジポンプにセットしていても，作動させていない場合には使用していないものとする。
>
> 　携帯用であってもシリンジポンプの管理の対象に含めるが，PCA（自己調節鎮痛法）によるシリンジポンプは，看護職員が投与時間と投与量の両方の管理を行い，持続的に注入している場合のみ含める。

7　中心静脈圧測定（中心静脈ライン）

項目の定義

> 　中心静脈圧測定は，中心静脈ラインを挿入し，そのラインを介して直接的に中心静脈圧測定を実施した場合を評価する項目である。

選択肢の判断基準

> 「なし」
> 　　中心静脈圧測定（中心静脈ライン）を実施していない場合をいう。
> 「あり」
> 　　中心静脈圧測定（中心静脈ライン）を実施している場合をいう。

判断に際しての留意点

> 　スワンガンツカテーテルによる中心静脈圧測定についても中心静脈圧測定（中心静脈ライン）の対象に含める。
> 　中心静脈圧の測定方法は，水柱による圧測定，圧トランスデューサーによる測定のいずれでもよい。

8　人工呼吸器の管理

項目の定義

> 　人工呼吸器の管理は，人工換気が必要な患者に対して，人工呼吸器を使用した場合を評価する項目である。

選択肢の判断基準

> 「なし」
> 　　人工呼吸器を使用していない場合をいう。
> 「あり」
> 　　人工呼吸器を使用している場合をいう。

判断に際しての留意点

> 人工呼吸器の種類や設定内容，あるいは気道確保の方法については問わないが，看護職員等が，患者の人工呼吸器の装着状態の確認，換気状況の確認，機器の作動確認等の管理を実施している必要がある。また，人工呼吸器の使用に関する医師の指示が必要である。
> NPPV（非侵襲的陽圧換気）の実施は含める。

9　輸血や血液製剤の管理

項目の定義

> 輸血や血液製剤の管理は，輸血（全血，濃厚赤血球，新鮮凍結血漿等）や血液製剤（アルブミン製剤等）の投与について，血管を通して行った場合，その投与後の状況を看護職員が管理した場合に評価する項目である。

選択肢の判断基準

> 「なし」
> 　輸血や血液製剤の使用状況の管理をしなかった場合をいう。
> 「あり」
> 　輸血や血液製剤の使用状況の管理をした場合をいう。

判断に際しての留意点

> 輸血，血液製剤の種類及び単位数については問わないが，腹膜透析や血液透析は輸血や血液製剤の管理の対象に含めない。自己血輸血，腹水を濾過して輸血する場合は含める。

10　肺動脈圧測定（スワンガンツカテーテル）

項目の定義

> 肺動脈圧測定は，スワンガンツカテーテルを挿入し，そのカテーテルを介して直接的に肺動脈圧測定を実施した場合を評価する項目である。

選択肢の判断基準

> 「なし」
> 　肺動脈圧測定を実施していない場合をいう。
> 「あり」
> 　肺動脈圧測定を実施している場合をいう。

判断に際しての留意点

> スワンガンツカテーテル以外の肺動脈カテーテルによる肺動脈圧測定についても肺動脈圧測

定の評価に含める。

11　特殊な治療法等（CHDF, IABP, PCPS, 補助人工心臓, ICP 測定, ECMO, IMPELLA）

項目の定義

> 　特殊な治療法等は，CHDF（持続的血液濾過透析），IABP（大動脈バルーンパンピング），PCPS（経皮的心肺補助法），補助人工心臓，ICP（頭蓋内圧）測定，ECMO（経皮的肺補助法），IMPELLA（経皮的循環補助法（ポンプカテーテルを用いたもの））を実施した場合を評価する項目である。

選択肢の判断基準

> 「なし」
> 　特殊な治療法等のいずれも行っていない場合をいう。
> 「あり」
> 　特殊な治療法等のいずれかを行っている場合をいう。

B　患者の状況等

B 項目共通事項

1．義手・義足・コルセット等の装具を使用している場合には，装具を装着した後の状態に基づいて評価を行う。
2．評価時間帯のうちに状態が変わり，異なる状態の記録が存在する場合には，自立度の低い方の状態をもとに評価を行うこと。
3．当該動作が制限されていない場合には，可能であれば動作を促し，観察した結果をもとに「患者の状態」を評価すること。動作の確認をできなかった場合には，通常，介助が必要な状態であっても「できる」又は「自立」とする。
4．医師の指示によって，当該動作が制限されていることが明確である場合には，各選択肢の留意点を参考に評価する。この場合，医師の指示に係る記録があること。ただし，動作が禁止されているにもかかわらず，患者が無断で当該動作を行ってしまった場合には「できる」又は「自立」とする。
5．B13「移乗」，B14「口腔清潔」，B15「食事摂取」，B16「衣服の着脱」については，「患者の状態」と「介助の実施」とを乗じた点数とすること。

12　寝返り

項目の定義

> 　寝返りが自分でできるかどうか，あるいはベッド柵，ひも，バー，サイドレール等の何かにつかまればできるかどうかを評価する項目である。
> 　ここでいう『寝返り』とは，仰臥位から（左右どちらかの）側臥位になる動作である。

選択肢の判断基準

> 「できる」
>
> 　　何にもつかまらず，寝返り（片側だけでよい）が1人でできる場合をいう。
>
> 「何かにつかまればできる」
>
> 　　ベッド柵，ひも，バー，サイドレール等の何かにつかまれば1人で寝返りができる場合をいう。
>
> 「できない」
>
> 　　介助なしでは1人で寝返りができない等，寝返りに何らかの介助が必要な場合をいう。

判断に際しての留意点

> 　「何かにつかまればできる」状態とは，看護職員等が事前に環境を整えておくことによって患者自身が1人で寝返りができる状態であり，寝返りの際に，ベッド柵に患者の手をつかまらせる等の介助を看護職員等が行っている場合は「できない」となる。
>
> 　医師の指示により，自力での寝返りを制限されている場合は「できない」とする。

13　移乗

項目の定義

> 　移乗時の介助の必要の有無と，介助の実施状況を評価する項目である。
>
> 　ここでいう『移乗』とは，「ベッドから車椅子へ」，「ベッドからストレッチャーへ」，「車椅子からポータブルトイレへ」等，乗り移ることである。

選択肢の判断基準

> （患者の状態）
>
> 「自立」
>
> 　　介助なしで移乗できる場合をいう。這って動いても，移乗が1人でできる場合も含む。
>
> 「一部介助」
>
> 　　患者の心身の状態等の理由から，事故等がないように見守る必要がある場合，あるいは1人では移乗ができないため他者が手を添える，体幹を支える等の一部介助が必要な場合をいう。
>
> 「全介助」
>
> 　　1人では移乗が全くできないために，他者が抱える，運ぶ等の全面的に介助が必要な場合をいう。
>
> （介助の実施）
>
> 「実施なし」
>
> 　　評価日に看護職員等が介助を行わなかった場合をいう。
>
> 「実施あり」
>
> 　　評価日に看護職員等が介助を行った場合をいう。

判断に際しての留意点

> 　患者が 1 人では動けず，スライド式の移乗用補助具の使用が必要な場合は「全介助」となる。
> 　車椅子等への移乗の際に，立つ，向きを変える，数歩動く等に対して，患者自身も行うことができている（力が出せる）場合は「一部介助」となる。
> 　医師の指示により，自力での移乗を制限されている場合は「全介助」とする。また，介助による移乗も制限されている場合は，「全介助」かつ「実施なし」とする。

14　口腔清潔

項目の定義

> 　口腔内を清潔にするための一連の行為が 1 人でできるかどうか，1 人でできない場合に看護職員等が見守りや介助を実施したかどうかを評価する項目である。
> 　一連の行為とは，歯ブラシやうがい用の水等を用意する，歯磨き粉を歯ブラシにつける等の準備，歯磨き中の見守りや指示，磨き残しの確認等も含む。
> 　口腔清潔に際して，車椅子に移乗する，洗面所まで移動する等の行為は，口腔清潔に関する一連の行為には含まれない。

選択肢の判断基準

> （患者の状態）
> 「自立」
> 　　口腔清潔に関する一連の行為すべてが 1 人でできる場合をいう。
> 「要介助」
> 　　口腔清潔に関する一連の行為のうち部分的，あるいはすべてに介助が必要な場合をいう。患者の心身の状態等の理由から見守りや指示が必要な場合も含まれる。
> （介助の実施）
> 「実施なし」
> 　　評価日に看護職員等が介助を行わなかった場合をいう。
> 「実施あり」
> 　　評価日に看護職員等が介助を行った場合をいう。

判断に際しての留意点

> 　口腔内の清潔には，『歯磨き，うがい，口腔内清拭，舌のケア等の介助から義歯の手入れ，挿管中の吸引による口腔洗浄，ポピドンヨード剤等の薬剤による洗浄』も含まれる。舌や口腔内の硼砂グリセリンの塗布，口腔内吸引のみは口腔清潔に含まない。
> 　また，歯がない場合は，うがいや義歯の清潔等，口腔内の清潔に関する類似の行為が行われているかどうかに基づいて判断する。
> 　医師の指示により，自力での口腔清潔が制限されている場合は「要介助」とする。また，介助

による口腔清潔も制限されている場合は，「要介助」かつ「実施なし」とする。

15　食事摂取

項目の定義

食事介助の必要の有無と，介助の実施状況を評価する項目である。

ここでいう食事摂取とは，経口栄養，経管栄養を含み，朝食，昼食，夕食，補食等，個々の食事単位で評価を行う。中心静脈栄養は含まれない。

食事摂取の介助は，患者が食事を摂るための介助，患者に応じた食事環境を整える食卓上の介助をいう。厨房での調理，配膳，後片付け，食べこぼしの掃除，車椅子への移乗の介助，エプロンをかける等は含まれない。

選択肢の判断基準

（患者の状態）

「自立」

介助・見守りなしに1人で食事が摂取できる場合をいう。また，箸やスプーンのほかに，自助具等を使用する場合も含まれる。

「一部介助」

必要に応じて，食事摂取の行為の一部に介助が必要な場合をいう。また，食卓で食べやすいように配慮する行為（小さく切る，ほぐす，皮をむく，魚の骨をとる，蓋をはずす等）が必要な場合をいう。患者の心身の状態等の理由から見守りや指示が必要な場合も含まれる。

「全介助」

1人では全く食べることができず全面的に介助が必要な場合をいい，食事開始から終了までにすべてに介助を要する場合は「全介助」とする。

（介助の実施）

「実施なし」

評価日に看護職員等が介助を行わなかった場合をいう。

「実施あり」

評価日に看護職員等が介助を行った場合をいう。

判断に際しての留意点

食事の種類は問わず，一般（普通）食，プリン等の経口訓練食，水分補給食，経管栄養すべてをさし，摂取量は問わない。経管栄養の評価も，全面的に看護職員等が行う必要がある場合は「全介助」となり，患者が自立して1人で行うことができる場合は「自立」となる。ただし，経口栄養と経管栄養のいずれも行っている場合は，「自立度の低い方」で評価する。

家族が行った行為，食欲の観察は含めない。また，看護職員等が，パンの袋切り，食事の温め，果物の皮むき，卵の殻むき等を行う必要がある場合は「一部介助」とする。

　医師の指示により，食止めや絶食となっている場合は，「全介助」かつ「実施なし」とする。セッティングしても患者が食事摂取を拒否した場合は「実施なし」とする。

16　衣服の着脱

項目の定義

　衣服の着脱について，介助の必要の有無と，介助の実施状況を評価する項目である。衣服とは，患者が日常生活上必要とし着用しているものをいう。パジャマの上衣，ズボン，寝衣，パンツ，オムツ等を含む。

選択肢の判断基準

（患者の状態）

「自立」

　　介助なしに1人で衣服を着たり脱いだりすることができる場合をいう。

　　自助具等を使って行うことができる場合も含む。

「一部介助」

　　衣服の着脱に一部介助が必要な場合をいう。例えば，途中までは自分で行っているが，最後に看護職員等がズボン・パンツ等を上げる必要がある場合等は，「一部介助」に含む。看護職員等が手を出して介助する必要はないが，患者の心身の状態等の理由から，転倒の防止等のために，見守りや指示を行う必要がある場合等も「一部介助」とする。

「全介助」

　　衣服の着脱の行為すべてに介助が必要な場合をいう。患者自身が，介助を容易にするために腕を上げる，足を上げる，腰を上げる等の行為を行うことができても，着脱行為そのものを患者が行うことができず，看護職員等がすべて介助する必要がある場合も「全介助」とする。

（介助の実施）

「実施なし」

　　評価日に看護職員等が介助を行わなかった場合をいう。

「実施あり」

　　評価日に看護職員等が介助を行った場合をいう。

判断に際しての留意点

　衣服の着脱に要する時間の長さは判断には関係しない。

　通常は自分で衣服の着脱をしているが，点滴が入っているために介助を要している場合は，その介助の状況で評価する。

　靴や帽子は，衣服の着脱の評価に含めない。

17　診療・療養上の指示が通じる

項目の定義

指示内容や背景疾患は問わず，診療・療養上の指示に対して，指示通りに実行できるかどうかを評価する項目である。

選択肢の判断基準

「はい」
診療・療養上の指示に対して，指示通りの行動が常に行われている場合をいう。
「いいえ」
診療・療養上の指示に対して，指示通りでない行動が1回でもみられた場合をいう。

判断に際しての留意点

精神科領域，意識障害等の有無等，背景疾患は問わない。指示の内容は問わないが，あくまでも診療・療養上で必要な指示であり，評価日当日の指示であること，及びその指示が適切に行われた状態で評価することを前提とする。

医師や看護職員等の話を理解したように見えても，意識障害等により指示を理解できない場合や自分なりの解釈を行い結果的に，診療・療養上の指示から外れた行動をした場合は「いいえ」とする。

18　危険行動

項目の定義

患者の危険行動の有無を評価する項目である。

ここでいう「危険行動」は，「治療・検査中のチューブ類・点滴ルート等の自己抜去，転倒・転落，自傷行為」の発生又は「そのまま放置すれば危険行動に至ると判断する行動」を過去1週間以内の評価対象期間に看護職員等が確認した場合をいう。

選択肢の判断基準

「ない」
過去1週間以内に危険行動がなかった場合をいう。
「ある」
過去1週間以内に危険行動があった場合をいう。

判断に際しての留意点

危険行動の評価にあたっては，適時のアセスメントと適切な対応，並びに日々の危険行動への対策を前提としている。この項目は，その上で，なお発生が予測できなかった危険行動の事実とその対応の手間を評価する項目であり，対策をもたない状況下で発生している危険行動を評価す

るものではない。対策がもたれている状況下で発生した危険行動が確認でき，評価当日にも当該対策がもたれている場合に評価の対象に含める。

認知症等の有無や，日常生活動作能力の低下等の危険行動を起こす疾患・原因等の背景や，行動の持続時間等の程度を判断の基準としない。なお，病室での喫煙や大声を出す・暴力を振るう等の，いわゆる迷惑行為は，この項目での定義における「危険行動」には含めない。

他施設からの転院，他病棟からの転棟の際は，看護職員等が記載した記録物により評価対象期間内の「危険行動」が確認できる場合は，評価の対象に含める。

＜ハイケアユニット用の重症度，医療・看護必要度Ⅱ＞[14]
アセスメント共通事項
１．評価の対象

評価の対象は，救命救急入院料１及び３並びにハイケアユニット入院医療管理料を届け出ている治療室に入院している患者であり，短期滞在手術等基本料を算定する患者，基本診療料の施設基準等の別表第二の二十三に該当する患者（基本診療料の施設基準等第十の三に係る要件以外の短期滞在手術等基本料３に係る要件を満たす場合に限る。），基本診療料の施設基準等の別表第二の二十四に該当する患者及び歯科の入院患者（同一入院中に医科の診療も行う期間については除く。）は評価の対象としない。

２．評価日及び評価項目

ハイケアユニット用の重症度，医療・看護必要度Ⅰ（以下「必要度Ⅰ」という。）における記載内容を参照のこと。

３．評価対象時間

必要度Ⅰにおける記載内容を参照のこと。

４．評価対象場所

必要度Ⅰにおける記載内容を参照のこと。

５．評価者

Ｂ項目の評価は，院内研修を受けた者が行うこと。医師，薬剤師，理学療法士等が一部の項目の評価を行う場合も院内研修を受けること。

６．評価の判断

評価の判断は，アセスメント共通事項及びＢ項目の選択肢の判断基準等に従って実施すること。独自に定めた判断基準により評価してはならない。

Ａ　モニタリング及び処置等
1．評価日において，各選択肢のコード一覧に掲載されているコードが入力されている場合を「あり」とする。
2．輸血や血液製剤については，手術や麻酔中に用いた薬剤も評価の対象となる。また，EF 統合ファイルにおけるデータ区分コードが 30 番台（注射），50 番（手術）の薬剤に限り，評価の対象となる。
3．臨床試験で用いた薬剤は評価の対象となる。

Ｂ　患者の状況等
必要度Ⅰにおける記載内容を参照のこと。

5）「日常生活機能評価票」

（1）改定のポイントと注意点

「日常生活機能評価票」における変更点

※（2）に今次改定の「評価票」「評価の手引き」を掲載し，前回改定からの変更点を★1で示している。

※本評価票の評価項目は，もともと各「必要度」評価票のB項目と共通していたが，2020年度改定でB項目の評価方法が変更された際にも，本評価票に関しては，記載内容に変更なし。前回および今次改定において，下記のような変更はあったが，それ以外は同内容。

★1：本評価票による評価の対象外となる患者のうち，一部の詳細が変更。

　「日常生活機能評価票」とは，回復期リハビリテーション病棟入院料を届け出ている病棟に入院している患者に対し，入院時と退院時または転院時に評価を行うものです。

　「患者の状況」を示す13項目からなっており，もともとは各「必要度」評価票のB項目と共通していました。しかし，診療報酬に「必要度」が導入される際に「必要度」のB項目では項目数が削減されるなど，「日常生活機能評価票」との違いが出てきました。

　さらに，2020年度診療報酬改定以降，「日常生活機能評価票」と「必要度」のB項目では，項目名は一部共通していますが，評価方法が異なります。

(2) 評価票と評価の手引き

> ＊2024年3月5日発出（3月7日に再掲載）の厚生労働省通知保医発0305第5号「基本診療料の施設基準等及びその届出に関する手続きの取扱いについて（通知）」別添6別紙21の内容を掲載し，前回改定からの変更点を★1で示しています。詳細は，（1）を参照してください。

日常生活機能評価票

患者の状況	得点		
	0点	1点	2点
床上安静の指示	なし	あり	
どちらかの手を胸元まで持ち上げられる	できる	できない	
寝返り	できる	何かにつかまればできる	できない
起き上がり	できる	できない	
座位保持	できる	支えがあればできる	できない
移乗	介助なし	一部介助	全介助
移動方法	介助を要しない移動	介助を要する移動（搬送を含む）	
口腔清潔	介助なし	介助あり	
食事摂取	介助なし	一部介助	全介助
衣服の着脱	介助なし	一部介助	全介助
他者への意思の伝達	できる	できる時とできない時がある	できない
診療・療養上の指示が通じる	はい	いいえ	
危険行動	ない	ある	
合計得点			点

※　得点：0～19点
※　得点が低いほど，生活自立度が高い。

日常生活機能評価票
評価の手引き

1. 評価の対象は，回復期リハビリテーション病棟入院料を届け出ている病棟に入院している患者とし，日常生活機能評価について，入院時と退院時又は転院時に評価を行うこと。ただし，産科患者，15歳未満の小児患者，短期滞在手術等基本料を算定する患者，基本診療料の施設基準等の別表第二の二十三に該当する患者（基本診療料の施設基準等第十の三に係る要件以外の短期滞在手術等基本料3に係る要件を満たす場合に限る。）は評価の対象としない[1]。

2. 評価対象時間は，0時から24時の24時間であり，重複や空白時間を生じさせないこと。

3. 評価は，院内研修を受けた者が行うこと。院内研修の指導者は，関係機関あるいは評価に習熟した者が行う指導者研修を概ね2年以内に受けていることが望ましい。

4. 評価の判断は，項目ごとの選択肢の判断基準等に従って実施すること。独自に定めた判断基準により評価してはならない。

5. 評価は，観察と記録に基づいて行い，推測は行わないこと。

6. 義手・義足・コルセット等の装具を使用している場合には，装具を装着した後の状態に基づいて評価を行う。

7. 評価時間帯のうちに状態が変わった場合には，自立度の低い方の状態をもとに評価を行うこと。

8. 医師の指示によって，当該動作が制限されていることが明確である場合には，「できない」又は「全介助」とする。この場合，医師の指示に係る記録があること。

9. 当該動作が制限されていない場合には，可能であれば動作を促し，観察した結果を評価すること。動作の確認をしなかった場合には，通常，介助が必要な状態であっても「できる」又は「介助なし」とする。

10. ただし，動作が禁止されているにもかかわらず，患者が無断で当該動作を行ってしまった場合には「できる」又は「介助なし」とする。

11. 日常生活機能評価に係る患者の状態については，看護職員，理学療法士等によって記録されていること。

1　床上安静の指示

項目の定義

> 医師の指示書やクリニカルパス等に，床上安静の指示が記録されているかどうかを評価する項目である。『床上安静の指示』は，ベッドから離れることが許可されていないことである。

選択肢の判断基準

> 「なし」
>　床上安静の指示がない場合をいう。

「あり」

　　床上安静の指示がある場合をいう。

判断に際しての留意点

　　床上安静の指示は，記録上「床上安静」という語句が使用されていなくても，「ベッド上フリー」，「ベッド上ヘッドアップ30度まで可」等，ベッドから離れることが許可されていないことを意味する語句が指示内容として記録されていれば『床上安静の指示』とみなす。

　　一方，「ベッド上安静，ただしポータブルトイレのみ可」等，日常生活上，部分的にでもベッドから離れることが許可されている指示は「床上安静の指示」とみなさない。

　　「床上安静の指示」の患者でも，車椅子，ストレッチャー等で検査，治療，リハビリテーション等に出棟する場合があるが，日常生活上は「床上安静の指示」であるため「あり」とする。

2　どちらかの手を胸元まで持ち上げられる

項目の定義

　　『どちらかの手を胸元まで持ち上げられる』は，患者自身で自分の手を胸元まで持っていくことができるかどうかを評価する項目である。

　　ここでいう「胸元」とは，首の下くらいまでと定め，「手」とは手関節から先と定める。座位，臥位等の体位は問わない。

選択肢の判断基準

「できる」

　　いずれか一方の手を介助なしに胸元まで持ち上げられる場合をいう。座位ではできなくても，臥位ではできる場合は，「できる」とする。

「できない」

　　評価時間帯を通して，介助なしにはいずれか一方の手も胸元まで持ち上げられない場合，あるいは関節可動域が制限されているために介助しても持ち上げられない場合をいう。

判断に際しての留意点

　　関節拘縮により，もともと胸元に手がある場合や，不随意運動等により手が偶然胸元まで上がったことが観察された場合は，それらを自ら動かせないことから「できない」と判断する。上肢の安静・ギプス固定等の制限があり，自ら動かない，動かすことができない場合は「できない」とする。評価時間内にどちらかの手を胸元まで持ち上げる行為が観察できなかった場合は，この行為を促して観察する。

3 寝返り

項目の定義

寝返りが自分でできるかどうか，あるいはベッド柵，ひも，バー，サイドレール等の何かにつかまればできるかどうかを評価する項目である。

ここでいう『寝返り』とは，仰臥位から（左右どちらかの）側臥位になる動作である。

選択肢の判断基準

「できる」

何にもつかまらず，寝返り（片側だけでよい）が1人でできる場合をいう。

「何かにつかまればできる」

ベッド柵，ひも，バー，サイドレール等の何かにつかまれば1人で寝返りができる場合をいう。

「できない」

介助なしでは1人で寝返りができない等，寝返りに何らかの介助が必要な場合をいう。

判断に際しての留意点

「何かにつかまればできる」状態とは，看護職員等が事前に環境を整えておくことによって患者自身が1人で寝返りができる状態であり，寝返りの際に，ベッド柵に患者の手をつかまらせる等の介助を看護職員等が行っている場合は「できない」となる。

4 起き上がり

項目の定義

起き上がりが自分でできるかどうか，あるいはベッド柵，ひも，バー，サイドレール等，何かにつかまればできるかどうかを評価する項目である。

ここでいう『起き上がり』とは，寝た状態（仰臥位）から上半身を起こす動作である。

選択肢の判断基準

「できる」

1人で起き上がることができる場合をいう。ベッド柵，ひも，バー，サイドレール等につかまれば起き上がることが可能な場合も含まれる。また，電動ベッドを自分で操作して起き上がれる場合も「できる」となる。

「できない」

介助なしでは1人で起き上がることができない等，起き上がりに何らかの介助が必要な場合をいう。途中まで自分でできても最後の部分に介助が必要である場合も含まれる。

判断に際しての留意点

自力で起き上がるための補助具の準備，環境整備等は，介助に含まれない。起き上がる動作に

時間がかかっても，補助具等を使って自力で起き上がることができれば「できる」となる。

5　座位保持

項目の定義

　　座位の状態を保持できるかどうかを評価する項目である。ここでいう『座位保持』とは，上半身を起こして座位の状態を保持することである。
　　「支え」とは，椅子・車椅子・ベッド等の背もたれ，患者自身の手による支持，あるいは他の座位保持装置等をいう。

選択肢の判断基準

　　「できる」
　　　　支えなしで座位が保持できる場合をいう。
　　「支えがあればできる」
　　　　支えがあれば座位が保持できる場合をいう。ベッド，車椅子等を背もたれとして座位を保持している場合「支えがあればできる」となる。
　　「できない」
　　　　支えがあったり，ベルト等で固定しても座位が保持できない場合をいう。

判断に際しての留意点

　　寝た状態（仰臥位）から座位に至るまでの介助の有無は関係ない。さらに，尖足・亀背等の身体の状況にかかわらず，「座位がとれるか」についてのみ判断する。
　　ベッド等の背もたれによる「支え」は，背あげ角度がおよそ60度以上を目安とする。

6　移乗

項目の定義

　　移乗時の介助の状況を評価する項目である。
　　ここでいう『移乗』とは，「ベッドから車椅子へ」，「ベッドからストレッチャーへ」，「車椅子からポータブルトイレへ」等，乗り移ることである。

選択肢の判断基準

　　「介助なし」
　　　　介助なしで移乗できる場合をいう。這って動いても，移乗が1人でできる場合も含む。
　　「一部介助」
　　　　患者の心身の状態等の理由から，事故等がないように見守る場合，あるいは1人では移乗ができないため他者が手を添える，体幹を支える等の一部介助が行われている場合をいう。

「全介助」

　　1人では移乗が全くできないために，他者が抱える，運ぶ等の全面的に介助が行われている場合をいう。

判断に際しての留意点

　　患者が1人では動けず，スライド式の移乗用補助具を使用する場合は「全介助」となる。

　　車椅子等への移乗の際に，立つ，向きを変える，数歩動く等に対して，患者自身も行い（力が出せており），看護職員等が介助を行っている場合は「一部介助」となる。

　　医師の指示により，自力での移乗を制限されていた場合は「全介助」とする。

　　移乗が制限されていないにもかかわらず，看護職員等が移乗を行わなかった場合は「介助なし」とする。

7　移動方法

項目の定義

　　『移動方法』は，ある場所から別の場所へ移る場合の方法を評価する項目である。

選択肢の判断基準

「介助を要しない移動」

　　杖や歩行器等を使用せずに自力で歩行する場合，あるいは，杖，手すり，歩行器等につかまって歩行する場合をいう。また，車椅子を自力で操作して，自力で移動する場合も含む。

「介助を要する移動（搬送を含む）」

　　搬送（車椅子，ストレッチャー等）を含み，介助によって移動する場合をいう。

判断に際しての留意点

　　この項目は，患者の能力を評価するのではなく，移動方法を選択するものであるため，本人が疲れているからと，自力走行を拒否し，車椅子介助で移動した場合は「介助を要する移動」とする。

8　口腔清潔

項目の定義

　　口腔内を清潔にするための一連の行為が1人でできるかどうか，あるいは看護職員等が見守りや介助を行っているかどうかを評価する項目である。

　　一連の行為とは，歯ブラシやうがい用の水等を用意する，歯磨き粉を歯ブラシにつける等の準備，歯磨き中の見守りや指示，磨き残しの確認等も含む。

　　口腔清潔に際して，車椅子に移乗する，洗面所まで移動する等の行為は，口腔清潔に関する一連の行為には含まれない。

選択肢の判断基準

> 「介助なし」
>   口腔清潔に関する一連の行為すべてが1人でできる場合をいう。
>
> 「介助あり」
>   口腔清潔に関する一連の行為のうち部分的，あるいはすべてに介助が行われている場合をいう。患者の心身の状態等の理由から見守りや指示が必要な場合も含まれる。

判断に際しての留意点

> 　口腔内の清潔には，『歯磨き，うがい，口腔内清拭，舌のケア等の介助から義歯の手入れ，挿管中の吸引による口腔洗浄，ポピドンヨード剤等の薬剤による洗浄』も含まれる。舌や口腔内の硼砂グリセリンの塗布，口腔内吸引のみは口腔清潔に含まない。
>
> 　また，歯がない場合は，うがいや義歯の清潔等，口腔内の清潔に関する類似の行為が行われているかどうかに基づいて判断する。
>
> 　ただし，口腔清潔が制限されていないにもかかわらず，看護職員等による口腔清潔がされなかった場合は，「介助なし」とする。

9　食事摂取

項目の定義

> 　食事介助の状況を評価する項目である。
>
> 　ここでいう食事摂取とは，経口栄養，経管栄養を含み，朝食，昼食，夕食，補食等，個々の食事単位で評価を行う。中心静脈栄養は含まれない。
>
> 　食事摂取の介助は，患者が食事を摂るための介助，患者に応じた食事環境を整える食卓上の介助をいう。厨房での調理，配膳，後片付け，食べこぼしの掃除，車椅子への移乗の介助，エプロンをかける等は含まれない。

選択肢の判断基準

> 「介助なし」
>   介助・見守りなしに1人で食事が摂取できる場合をいう。また，箸やスプーンのほかに，自助具等を使用する場合も含まれる。食止めや絶食となっている場合は，食事の動作を制限しているとはいえず，介助は発生しないため「介助なし」とする。
>
> 「一部介助」
>   必要に応じて，食事摂取の行為の一部を介助する場合をいう。また，食卓で食べやすいように配慮する行為（小さく切る，ほぐす，皮をむく，魚の骨をとる，蓋をはずす等）が行われている場合をいう。患者の心身の状態等の理由から見守りや指示が必要な場合も含まれる。
>
> 「全介助」
>   1人では全く食べることができず全面的に介助されている場合をいい，食事開始から終了ま

でにすべてに介助を要した場合は「全介助」とする。

判断に際しての留意点

食事の種類は問わず，一般（普通）食，プリン等の経口訓練食，水分補給食，経管栄養すべてをさし，摂取量は問わない。経管栄養の評価も，全面的に看護職員等が行っている場合は「全介助」となり，患者が自立して1人で行った場合は「介助なし」となる。ただし，経口栄養と経管栄養のいずれも行っている場合は，「自立度の低い方」で評価する。

家族が行った行為，食欲の観察は含めない。また，看護職員等が行う，パンの袋切り，食事の温め，果物の皮むき，卵の殻むき等は「一部介助」とする。

セッティングしても患者が食事摂取を拒否した場合は「介助なし」とする。

10　衣服の着脱

項目の定義

衣服の着脱を看護職員等が介助する状況を評価する項目である。衣服とは，患者が日常生活上必要とし着用しているものをいう。パジャマの上衣，ズボン，寝衣，パンツ，オムツ等を含む。

選択肢の判断基準

「介助なし」

介助なしに1人で衣服を着たり脱いだりしている場合をいう。また，当日，衣服の着脱の介助が発生しなかった場合をいう。自助具等を使って行っている場合も含む。

「一部介助」

衣服の着脱に一部介助が行われている場合をいう。例えば，途中までは自分で行っているが，最後に看護職員等がズボン・パンツ等を上げている場合等は，「一部介助」に含む。看護職員等が手を出して介助はしていないが，患者の心身の状態等の理由から，転倒の防止等のために，見守りや指示が行われている場合等も「一部介助」とする。

「全介助」

衣服の着脱の行為すべてに介助が行われている場合をいう。患者自身が，介助を容易にするために腕を上げる，足を上げる，腰を上げる等の行為を行っても，着脱行為そのものを患者が行わず，看護職員等がすべて介助した場合も「全介助」とする。

判断に際しての留意点

衣服の着脱に要する時間の長さは判断には関係しない。

通常は自分で衣服の着脱をしているが，点滴が入っているために介助を要している場合は，その介助の状況で評価する。

靴や帽子は，衣服の着脱の評価に含めない。

11　他者への意思の伝達

項目の定義

> 　患者が他者に何らかの意思伝達ができるかどうかを評価する項目である。
> 　背景疾患や伝達できる内容は問わない。

選択肢の判断基準

> 「できる」
> 　常時，誰にでも確実に意思の伝達をしている状況をいう。筆談，ジェスチャー等で意思伝達が図れる時は「できる」と判断する。
> 「できる時とできない時がある」
> 　患者が家族等の他者に対して意思の伝達ができるが，その内容や状況等によって，できる時とできない時がある場合をいう。例えば，家族には通じるが，看護職員等に通じない場合は，「できる時とできない時がある」とする。
> 「できない」
> 　どのような手段を用いても，意思の伝達ができない場合をいう。また，重度の認知症や意識障害によって，自発的な意思の伝達ができない，あるいは，意思の伝達ができるか否かを判断できない場合等も含む。

判断に際しての留意点

> 　背景疾患や伝達できる内容は問わない。

12　診療・療養上の指示が通じる

項目の定義

> 　指示内容や背景疾患は問わず，診療・療養上の指示に対して，指示通りに実行できるかどうかを評価する項目である。

選択肢の判断基準

> 「はい」
> 　診療・療養上の指示に対して，指示通りの行動が常に行われている場合をいう。
> 「いいえ」
> 　診療・療養上の指示に対して，指示通りでない行動が1回でもみられた場合をいう。

判断に際しての留意点

> 　精神科領域，意識障害等の有無等，背景疾患は問わない。指示の内容は問わないが，あくまでも診療・療養上で必要な指示であり，評価日当日の指示であること，及びその指示が適切に行われた状態で評価することを前提とする。

医師や看護職員等の話を理解したように見えても，意識障害等により指示を理解できない場合や自分なりの解釈を行い結果的に，診療・療養上の指示から外れた行動をした場合は「いいえ」とする。

13　危険行動

項目の定義

患者の危険行動の有無を評価する項目である。

ここでいう「危険行動」は，「治療・検査中のチューブ類・点滴ルート等の自己抜去，転倒・転落，自傷行為」の発生又は「そのまま放置すれば危険行動に至ると判断する行動」を過去1週間以内の評価対象期間に看護職員等が確認した場合をいう。

選択肢の判断基準

「ない」

過去1週間以内に危険行動がなかった場合をいう。

「ある」

過去1週間以内に危険行動があった場合をいう。

判断に際しての留意点

危険行動の評価にあたっては，適時のアセスメントと適切な対応，並びに日々の危険行動への対策を前提としている。この項目は，その上で，なお発生が予測できなかった危険行動の事実とその対応の手間を評価する項目であり，対策をもたない状況下で発生している危険行動を評価するものではない。対策がもたれている状況下で発生した危険行動が確認でき，評価当日にも当該対策がもたれている場合に評価の対象に含める。

認知症等の有無や，日常生活動作能力の低下等の危険行動を起こす疾患・原因等の背景や，行動の持続時間等の程度を判断の基準としない。なお，病室での喫煙や大声を出す・暴力を振るう等の，いわゆる迷惑行為は，この項目での定義における「危険行動」には含めない。

他施設からの転院，他病棟からの転棟の際は，看護職員等が記載した記録物により評価対象期間内の「危険行動」が確認できる場合は，評価の対象に含める。

第 3 章

院内研修および
院内監査の実施方法

　「必要度」についての院内研修の実施は必須であり，厚生労働省通知保医発0305 第 5 号別添 7（または 7 の 2）の様式 10「施設基準に係る患者の重症度，医療・看護必要度に係る届出書添付書類」に院内研修の実施日（年月日）を記載することが求められています。

　以前は，院内研修の実施状況が確認できる書類の添付も求められていましたが，2020 年度診療報酬改定以降は不要となっています。ただし，いつ・誰に・どのような内容を・どのような方法で実施したかなどを記録し，管理しておくことは重要です。

　また，入院基本料等の施設基準では「患者の重症度，医療・看護必要度が正確に測定されているか定期的に院内で確認を行うこと」が求められていますので，研修実施とともに，院内監査体制の構築が重要になります。

　本章では，院内研修と院内監査の実施方法について解説します。

1）院内研修の企画・実施

　「評価の手引き」において，「必要度」の評価は「院内研修を受けた者が行うこと」「医師，薬剤師，理学療法士等が一部の項目の評価を行う場合も院内研修を受けること」が求められています。また，「評価は，観察と記録に基づいて行い，推測は行わないこと」「独自に定めた判断基準により評価してはならない」とされていますので，第 2 章に掲載した「評価の手引き」の内容をすべての評価者が十分に理解し，各評価項目の定義と判断基準に基づいた評価を行うことが必要です。

　そのためには，「必要度」についてわかりやすい院内研修を企画・実施することが重要になります。

　院内研修の企画で検討すべきことは，① 受講対象者の選定，参加人数，② 研修方法，③ 研修時間，④ 研修実施者，⑤ プログラム内容，⑥ 研修資料（コンテンツ），⑦ 研修の評価方法などになりますので，次に，それぞれの検討ポイントを解説します。

❶ 受講対象者の選定，参加人数

　「必要度」評価の対象場所は「原則，当該病棟（治療室）内」であることが求められており，評価対象の処置・介助等の実施者は「当該病棟（治療室）に所属する看護職員」であることを基本としています。よって，院内研修を受ける対象者は，「必要度」評価を行う看護職員すべてになります。

　特に，「必要度」を初めて評価する新人看護職員にはていねいな研修実施が必要です。また，医療機関では看護職員の中途採用や再雇用・再任用も行われており，「必要度」の評価の経験がない，あるいは，最新の「必要度」を知らない看護職員の入職もあります。そのため，中途採用者等への研修も考える必要があります。中途採

用者等への研修については，採用時期に合わせて，複数回の開催を計画します。

A項目，C項目については，「レセプト電算処理システム用コード」（以下，「コード」）を使用した評価方法の場合は自動算定されますが，「必要度I」を用いている医療機関においては，看護職員が評価をしなければなりません（ただし，「必要度I」でも，一部，「コード」を用いた評価があります）。

C項目は，手術・検査に関する項目であるため，病棟看護職員のみならず，手術室などの看護職員との連携が必要になる場合があります。そのため，手術室看護師や外来看護師，検査部門の看護師も，「必要度」について理解している必要があります。

さらに，前述のように，一部の評価項目について，医師，薬剤師，理学療法士等が評価を行う場合には，看護職員と同じく，院内研修の受講が求められます。受講対象者の人数や職種は，研修方法や開催回数にも影響しますので，最初に受講対象者と参加人数を把握することが重要です。

2年に1回，診療報酬改定が行われ，「必要度」についても見直されています。そのため，「必要度」の評価についてすでに研修を受けている看護職員に対しても，変更点について研修を実施する必要があります。改定内容については看護管理者向けの研修を行い，看護管理者より自部署の看護職員へ説明する方法も考えられます。

❷ 研修方法

対面での集合研修やe-ラーニング，外部研修の活用など，さまざまな選択肢があります。対象者の人数や期待される効果，対象者の「必要度」に関する理解度なども考慮しながら，研修方法を決めます。

診療報酬改定に伴う変更点に重きを置いて講義形式で説明する場合や，講義と演習を組み合わせてていねいな説明を行う場合など，研修方法もさまざまに考えられます。

❸ 研修時間

「必要度」の評価票には，「一般病棟用」「特定集中治療室用」「ハイケアユニット用」があります。評価の方法や評価の対象となる病棟・治療室によって，適用される評価票が異なり，入院料等や医療機関の病床規模によっては，「コード」を使用して評価する「必要度II」を用いることが要件化されています。「必要度II」を用いる場合は，研修内容がB項目中心になりますので，研修時間は短くなります。自身の医療機関が用いる評価票によって，研修時間を検討してください。

たとえば，「一般病棟用I」（A・B・C項目）の研修を講義形式で行う場合は，質疑応答を含めて2時間程度と想定されます。一方，新人看護職員等を対象に，すべての評価票について網羅的に説明した上で，評価方法の演習や確認テストを行う場合には，十分な研修時間を設ける必要があります。

❹ 研修実施者

　以前は，「院内研修は，修了証が交付される所定の研修を修了したもの又は評価に習熟したものが行う研修であることが望ましい」という診療報酬上の要件がありましたが，2020 年度改定以降はこの指導者要件が削除されています。

　しかしながら，すべての評価者が正確に「必要度」の評価を行う体制を整えるためには，院内研修の実施者は十分な「必要度」評価の経験をもち，評価の方法に習熟していることが重要です。

　また，研修実施者には，研修の企画・実施のみならず，評価者からの質問などに日々対応しながら，適正な記録の推進や院内監査の実施体制を構築していく役割が期待されます。

❺ プログラム内容

　いずれの評価票を用いるかによってプログラム内容が異なりますが，一例として，すべての評価票の説明を網羅した研修プログラム（講義形式）を表 1 に示しました。1 から 8 まで研修内容を列挙していますが，実際の研修では，全員が受講する内容と，該当者のみが受講する内容に分けて実施することが多いかと思います。

　表 1 に示したプログラムには，記録と院内監査に関する内容も含めています。「必要度」は，当日の実施記録がない場合は評価ができなくなりますので，評価の根拠として，記録が重要になります。記録は「媒体の如何を問わず，当該医療機関において正式に承認を得て保管されているものであること」や，「記録方法について院内規定を設ける等，工夫すること」が求められています。記録の重要性と具体的な記録方法について院内研修で説明し，すべての評価者が理解することが重要です。

　ただし，記録に係る負担軽減の観点から，必要以上に詳細な記録を行うことは求められていません。「評価の手引き」では，A 項目については，「後日，第三者が確認を行う際に，記録から同一の評価を導く根拠となる記録を残しておく必要があるが，項目ごとの記録を残す必要はない」こと，B 項目については，「『患者の状態』が評価の根拠となることから，重複する記録を残す必要はない」ことが示されています。

　また，「必要度」の正確性については定期的に院内で確認を行うことが求められていますので，「必要度」の記録方法と併せて，院内監査についても研修で説明することをおすすめします。

　なお，表 1 に示したプログラム例は，講義形式のみを想定したものですが，講義と演習を組み合わせる場合もありますし，最後に理解度の確認テスト（後述）を用意することもあります。

表1　院内研修のプログラム（例）

研修名	「重症度，医療・看護必要度」
研修目的	「重症度，医療・看護必要度」を適切に評価できるようになること

	単元／主な内容	対象
1	入院医療機能の評価指標としての「重症度，医療・看護必要度」 ・総論：「重症度，医療・看護必要度」とは ・研修の必要性　など	全看護職員
2	今次診療報酬改定における「重症度，医療・看護必要度」の変更点 ※新入職者対象の研修の場合は不要。	全看護職員 または 指導的立場の看護職員
3	一般病棟用の「重症度，医療・看護必要度」ⅠないしⅡ ・アセスメント共通事項（評価の対象，評価日及び評価項目，評価対象時間，評価対象場所，評価対象の処置・介助等，評価者，評価の判断，評価の根拠） ・A項目の評価の判断基準 ・C項目の評価の判断基準	一般病棟看護職員 および必要時 ・手術室看護師 ・外来看護師 ・検査部門看護師　など
4	特定集中治療室用の「重症度，医療・看護必要度」 ・アセスメント共通事項（評価の対象，評価日及び評価項目，評価対象時間，評価対象場所，評価者，評価の判断，評価の根拠） ・A項目の評価の判断基準	特定集中治療室，救命救急入院料2・4の看護職員 および必要時 ・手術室看護師 ・外来看護師 ・検査部門看護師　など
5	ハイケアユニット用の「重症度，医療・看護必要度」 ・アセスメント共通事項（評価の対象，評価日及び評価項目，評価対象時間，評価対象場所，評価対象の処置・介助等，評価者，評価の判断，評価の根拠） ・A項目の評価の判断基準	ハイケアユニット，救命救急入院料1・3の看護職員 および必要時 ・手術室看護師 ・外来看護師 ・検査部門看護師　など
6	「重症度，医療・看護必要度」B項目の評価の判断基準	全看護職員
7	記録の方法	全看護職員
8	定期的な院内監査 ・「重症度，医療・看護必要度」の正確な評価についての確認 ・監査方法	全看護職員

※各部署等に応じた研修内容として，1，2，6，7，8は全員が受講，3〜5は該当する人のみが受講する方法もある。

【例】

・「必要度Ⅰ」を使用する一般病棟に勤務する看護師：1，2，3，6，7，8を受講。

・特定集中治療室，救命救急入院料2・4に勤務する看護師：1，2，4，6，7，8を受講。

・ハイケアユニット，救命救急入院料1・3に勤務する看護師：1，2，5，6，7，8を受講。

※「必要度」の評価を医師・薬剤師・理学療法士等が行う場合は，各内容の受講対象者とする。

❻ 研修資料（コンテンツ）

　院内研修を実施するに当たり，研修実施者は研修資料（コンテンツ）の準備を行います。表 1 に示したプログラム例でいえば，1 ～ 8 の内容に合わせて研修資料を作成しますが，音声付きの PowerPoint 資料を作成し，e-ラーニングとして実施する場合は，特に細かく分割して資料を用意することで，柔軟な視聴が可能になります。医療機関の状況に合わせ，資料作成もさまざまな工夫を行うことで，院内研修の充実化と適正な「必要度」評価の実施につながります。

　研修資料の作成で留意することとして，第 1 章（p.10）に記載したとおり，「必要度」の評価や院内での確認を行うに当たり，「評価の手引き」に記載されている「項目の定義」や「判断に際しての留意点」以上のことは求められていないことを理解しておく必要があります。よって，院内研修では「評価の手引き」を基本に説明することになります。

　各評価票の「評価の手引き」には，「アセスメント共通事項」として，「評価の対象」「評価日及び評価項目」「評価対象時間」「評価対象場所」「評価対象の処置・介助等」「評価者」「評価の判断」「評価の根拠」について明記されています。最初に，「アセスメント共通事項」に記載されている内容を説明し，その後，各評価項目の「項目の定義」「選択肢の判断基準」「判断に際しての留意点」について，ポイントを整理した資料を用意します。日本看護協会が作成した資料も，適宜活用してください（後掲）。

　なお，外部研修を活用する場合は，研修の資料・内容をよく確認し，院内研修としての目的に適したものを選ぶようにしましょう。

　また，「評価の手引き」に記載がないことや，「評価の手引き」の記載と多少異なる状況においての評価は，「項目の定義」と照らし合わせて判断しますので，迷いやすい内容や評価者からの質問が多い内容については，特にていねいに説明をすることや，院内で統一した判断ができるように補助資料を作成するなどの工夫が効果的です。

　医療機関として判断に迷う評価項目や内容については，所在地域を管轄する厚生（支）局へ問い合わせてください。問い合わせが多い内容については，厚生労働省から Q&A 形式で疑義解釈が発出される場合があります。研修実施者は，厚生労働省ウェブサイトの「令和 6 年度診療報酬改定について」で最新情報を随時，確認してください（第 1 章の資料参照）。

＊日本看護協会が作成した，院内研修用の PowerPoint 資料例を，本書版元のウェブサイトに掲載しています。内容は「評価の手引き」と同じですが，わかりにくい言葉の使い方や表現の理解を促すために図表化するなど，評価者が押さえるべきポイントを整理しています。下記 URL，QR コードからダウンロードすることができますので，参考にしてください。なお，アクセスの際には，ユーザー名

htyd とパスワード 2024 が必要となります（パソコンでの利用を推奨）。

日本看護協会出版会＞ 2024 年度診療報酬改定対応「重症度，医療・看護必要度」解説書

〈https://jnapcdc.com/sp/htyd2024/htyd/〉

B項目に共通する評価のポイントは…

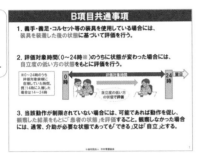

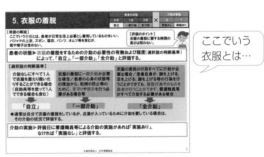

ここでいう衣服とは…

院内研修用資料の一部（「ノート」に講義用シナリオもあり）

❼ 研修の評価方法

　院内研修の目的は，「評価の手引き」を正確に理解し，「必要度」をすべての評価者が適切に評価できることにあります。そこで，効果的・効率的に目的が達成されたか否か，研修の効果を測定し，評価することが重要になります。評価を行うことで，次に向けた研修の改善が可能になります。

　「必要度」の研修は，個人的な知識の習得やスキルアップを目指したものではありませんので，研修の評価とは「必要度」の適正さで測られることになります。

　「必要度」を評価するに当たり，基本的な留意事項や間違えやすいポイントなどを確認するような，簡単なテストなどを実施する場合があります。表 2 に設問の例を示しますので，医療機関の特徴に合わせた事例を考えるとよいでしょう。

　受け持ち患者の日々の「必要度」の評価が正しくできているかは，病棟の先輩看護師等に確認するとともに，評価に悩むところについては，患者のベッドサイドで一緒に確認してもらうとよいでしょう。また，定期的に，間違えやすい評価などについてミーティングで共有するなどし，評価者全員が正しく評価できるように対応策を検討する必要があります。

表 2　基本的知識確認テストの例

「必要度 I」を用いている医療機関の A 項目	評価
1 **一般病棟用・ハイケアユニット用** 慢性腎不全で入院中の患者。看護師の管理のもと，血液透析を実施した。この日の「輸血や血液製剤の管理」の評価は？ <解答> 1. なし <解説> 血液透析は，「輸血や血液製剤の管理」に含まれない。	1. なし（0点） 2. あり（一般2点，HCU1点）
2 **一般病棟用** 高所より転落し，200床未満の病院に救急車で搬送された患者。事故当日は ICU で治療を受け，その日のうちに，急性期一般入院料2を算定する病棟に入院した。その翌日の「救急搬送後の入院」の評価は？ <解答> 1. なし <解説> 「救急搬送後の入院」は，評価対象病棟に直接入院した患者のみを評価の対象とする。特定集中治療室管理料等の届出を行っている治療室にいったん入院した場合は，評価の対象外。	1. なし（0点） 2. あり（2点）
3 **ハイケアユニット用** 交通事故で緊急搬送された心肺停止の患者。救急外来で心マッサージ，気管内挿管を実施された後，HCU に入院となった。午後になって，血液ガス分析の結果が悪く，13時10分に人工呼吸器装着となった。この日の「蘇生術の施行」の評価は？ <解答> 1. なし <解説> 救急外来で実施した蘇生術は，病棟では評価しない。人工呼吸器の装着は，蘇生のための装着のみが対象となるため，この事例では，HCU での人工呼吸器装着は「蘇生術の施行」ではなく，「人工呼吸器の管理」の項目で「あり」と評価する。	1. なし（0点） 2. あり（1点）
4 **ハイケアユニット用** 火災に遭い，気道熱傷を受傷した患者。気管切開術後，人工呼吸器装着となり，看護師が装着状態の確認などを実施している。この日の「人工呼吸器の管理」の評価は？ <解答> 2. あり <解説> 看護職員等が人工呼吸器の装着状態や換気状況，機器の作動の確認などの管理を実施していれば，「あり」と評価する。	1. なし（0点） 2. あり（1点）

「必要度 II」を用いている医療機関の A 項目	評価
一般病棟用 交通事故に遭い，急性期一般入院料を算定する病棟に搬送され，入院 2 日目の患者。該当する「レセプト電算処理システム用コード」が，コード一覧に掲載されており，入力もされている。この日の「緊急に入院を必要とする状態」の評価は？	1．なし（0 点） 2．あり（2 点）
5　＜解答＞2．あり ＜解説＞ 一般病棟用 II の A 項目と C 項目では，評価日が評価対象期間であり（「緊急に入院を必要とする状態」は入院当日を含む 2 日間），該当するコードが入力されていれば「あり」と評価する。ただし，評価対象病棟に直接入院した場合に限る。	

B項目	患者の状態	介助の実施
腰椎椎間板ヘルニア手術後で脊椎固定術の患者。自力での体位交換は医師より禁止の指示が出されており，側臥位は看護師が全介助で行っていた。本日，12 時の X 線検査の結果より，自力で側臥位を取ってよいとの指示が出された。13 時に「横になりたい」とナースコールがあり，患者が 1 人でベッド柵につかまり側臥位になるのを看護師はそばで見守った。この日の「寝返り」の評価は？	1．できる（0 点） 2．何かにつかまればできる（1 点） 3．できない（2 点）	
6　＜解答＞3．できない ＜解説＞ 評価時間帯のうちに指示変更があった場合は，状態が変わったことを意味する。その場合，自立度の低い方の状態をもとに評価する。		
脳梗塞で入院 4 日目の患者。午前中，車椅子に移乗する際は看護師が体を支えていたが，午後は看護師が見守る中，自力で移乗ができた。この日の「移乗」の評価は？	1．自立（0 点） 2．一部介助（1 点） 3．全介助（2 点）	1．実施なし（0） 2．実施あり（1）
7　＜解答＞2．一部介助 × 2．実施あり ＜解説＞ 午前中は移乗の際，体を支える必要があったため，患者の状態は「一部介助」（1 点），介助の実施は「実施あり」（1）と評価する。午後は自力で移乗できたが，看護師の見守りが必要な状態は「一部介助」と評価するため，患者の状態は「一部介助」（1 点）となり，さらに，看護師が見守りを実施しているため，介助の実施も「実施あり」（1）と評価する。午前と午後で患者の状態は変化しているが，どちらも「一部介助」（1 点）×「実施あり」（1）であるため，この日の「移乗」の評価は，「一部介助」（1 点）×「実施あり」（1）＝ 1 点となる。		

	B項目	患者の状態	介助の実施
8	大腿骨骨折でギプス固定中の患者。歯磨きの用具を患者自身で用意し，洗面所までの車椅子での移動を看護師が介助し，そばを離れた。その後，1人で水を汲み，歯磨きを行っている。この日の「口腔清潔」の評価は？ <解答> 1．自立 × 1．実施なし <解説> 洗面所までの看護師の移動介助は，口腔清潔に関連する一連の行為に含まれない。	1．自立（0点） 2．要介助（1点）	1．実施なし（0） 2．実施あり（1）
9	開腹手術後1日目の患者。昼まで絶食指示だったが，夜から食事摂取が可能となり，ベッド上で座位になり一部介助にて全量食べた。この日の「食事摂取」の評価は？ <解答> 2．一部介助 × 2．実施あり <解説> 昼までは絶食指示のため，患者の状態は「全介助」（2点），介助の実施は「実施なし」（0）と評価する。夜は食事摂取可となり，一部介助で食事摂取を行ったため，患者の状態は「一部介助」（1点），介助の実施は「実施あり」（1）と評価する。このように，評価時間帯のうちに状態が変わった場合は，結果的に掛け合わせた点数の高い方が「自立度の低い方」との評価になる。したがって，絶食時の「全介助」（2点）×「実施なし」（0）＝0点よりも，一部介助で食事摂取をした「一部介助」（1点）×「実施あり」（1）＝1点の方が点数が高いため，この日の評価は「一部介助」（1点）×「実施あり」（1）＝1点となる。	1．自立（0点） 2．一部介助（1点） 3．全介助（2点）	1．実施なし（0） 2．実施あり（1）
10	認知症の症状が出現している患者。看護師の見守りのもと，下着・寝衣の着脱を自力で行った。この日の「衣服の着脱」の評価は？ <解答> 2．一部介助 × 2．実施あり <解説> 看護師が手を出して介助をしていないが，見守ることは「一部介助」に含まれるため，患者の状態は「一部介助」，介助は「実施あり」と評価する。	1．自立（0点） 2．一部介助（1点） 3．全介助（2点）	1．実施なし（0） 2．実施あり（1）
11	検査のために，その前日に入院した患者。看護師より，翌日の検査のため21時以降は飲食をしないよう説明を受けたが，理解はあいまいな様子。検査当日の朝にも，看護師から，検査まで飲食をしないよう説明を受けたが，少しならよいと思い，検査直前にジュースを飲んだという。検査当日の「診療・療養上の指示が通じる」の評価は？ <解答> 2．いいえ <解説> 評価当日に指示しており，指示どおりではない行動が1回でも見られたため，「いいえ」と評価する。なお，指示は評価当日に出されたものであることが前提である。	1．はい（0点） 2．いいえ（1点）	

B項目	患者の状態	介助の実施
12	3日前の看護記録に，「大声をあげて看護師に殴りかかろうとしているところを制止しようとした別の看護師が，患者に突き飛ばされて転倒した」と記載されている。それ以来，患者はおとなしくしており，記録にも残されていない。この日の「危険行動」の評価は？	1．ない（0点） 2．ある（2点）	
	＜解答＞1．ない ＜解説＞ 大声を出す・暴力を振るうなどの，いわゆる迷惑行為は「危険行動」に含めない。		

C項目	評価
13	**一般病棟用のみ** 子宮全摘手術後3日目の患者。該当する「レセプト電算処理システム用コード」がコード一覧に掲載されており，入力もされている。この日の「開腹手術」の評価は？	1．なし（0点） 2．あり（1点）
	＜解答＞2．あり ＜解説＞ C項目では，評価日が評価対象期間であり（「開腹手術」は手術実施当日を含む6日間），該当するコードが入力されていれば「あり」と評価する。	

2）院内監査体制の構築

「必要度」の評価結果は，診療報酬の算定と密接な関係にありますので，評価者には，正確な観察と記録に基づき評価を行う適正さが問われます。同じ状態の患者に同じ処置や介助等が実施されたのであれば，「評価の手引き」に基づき，同じ評価結果が得られるはずです。「必要度」には，「後日，第三者が確認を行う際に，記録から同一の評価を導く根拠となる記録」が求められています。適正な評価の実施を担保するためには，院内での監査体制の構築が必要です。

2020年度診療報酬改定から，B項目については，「患者の状態」と「介助の実施」に分けた評価となり，根拠となる記録は不要とされました。このように分かれた理由の一つとして，項目ごとに患者の状態，介助の必要性を記録するようになり，重複する記録も多く見受けられたことから，記録にかかる時間を減らし，看護職員の負担軽減を図る意図がありました。

しかし，この「記録は不要」というのは「看護の記録は不要」という意味ではありません。看護職員は，患者の状態をアセスメントし，看護計画を立て，日々ケアを実施し，その評価を行わなければなりません。そして，状態によっては，看護計画の変更を行います。「必要度」の評価の根拠にもつながる日々の看護記録は重要なもので，必須になります。

❶ 監査体制の構築

　院内監査の体制としては，看護記録の委員会が「必要度」評価の監査を担う場合や，病棟・治療室（以下，病棟）の看護管理者のほかに，各病棟に「必要度」の担当者を置く場合など，医療機関の状況に応じて整備します。

　監査を行うには，「必要度」の知識のみならず，診療報酬や届出で求められる書類，看護記録等の知識が求められることから，監査者の育成は「必要度」の研修実施者の育成にもつながります。院内監査の実施を通して，評価者全員の「必要度」の理解をさらに深め，「必要度」の適正さにつないでいくことが重要です。

❷ 監査方法

　院内監査には，さまざまな方法があります。下記に例を示します。

〔年に 1 ～ 2 回，全病棟を対象に，ある 1 日ないし数日分の全患者の記録内容と「必要度」の評価結果を一斉に確認し，その結果を病棟にフィードバックする方法〕

　実施者は，❶で示した委員会の委員や看護管理者，「必要度」の担当者などです。自病棟の監査をする場合や，他病棟の監査をする場合などがあります。すべての患者の「必要度」について確認することで，誤りの傾向を把握することや，評価者全員の理解度を確認することができます。

〔各病棟で数事例を抽出し，記録との照合およびディスカッションをしながら判断に迷った点などを明確化し，理解不足や課題を整理する方法〕

　スタッフ間でディスカッションをすることで，精度の確認だけではなく，「必要度」の評価や記録に対する負担感などの把握や思いの共有，課題の明確化もできます。

3）看護管理者の役割

　多くの医療機関では，病棟の看護管理者等が「必要度」の適正さを毎日確認していると思います。夜間に救急入院があることも多く，対象となるすべての入院患者に「必要度」の評価がなされているか，特に状態の変化が大きい患者については，評価の根拠となる記録内容を確認し，最終的な評価や判断の誤りがないかなど，基本的なことの確認を行います。

　B 項目の状態変化の考え方は少しわかりにくいため，特に注意が必要です。「評価の手引き」に「評価時間帯のうちに状態が変わり，異なる状態の記録が存在する場合には，自立度の低い方の状態をもとに評価を行うこと」と記載されていますが，「自立度」というのは，「患者の状態」だけを指すものではなく，「患者の状態」と「介助の実施」を掛け合わせた全体を指します。つまり，掛け合わせた結果としての点数が高かった方が「自立度の低い状態」となり，その状態をもとに最終的な評価を

行います（表2の7と9の解説を参照）。各シフトで評価を実施していることが多いと思いますが，その日の最終的な評価を行う際には，1日における患者の状態変化を踏まえる必要がありますので，適正さをしっかりと確認しましょう。

「必要度」は，算定している入院料等ごとに医療機関全体の平均値として算出されるため，各病棟の各々の看護管理者が評価結果に責任をもたなければなりません。最終的には，看護管理室の副看護部長などがまとめる役割を担うことが多いと思われますが，発生頻度が高い間違いについては，評価者にフィードバックするとともに，対策を講じる必要があります。

◆ 「必要度」に関する Q&A

〔アセスメント共通事項について〕

一般病棟用，特定集中治療室用，ハイケアユニット用

Q1. 歯科患者は，「必要度」の評価の対象に含まれますか。

A. 「必要度Ⅰ」では歯科患者も評価の対象に含まれますが，「必要度Ⅱ」では評価の対象に含まれません。ただし，歯科患者でも同一入院中に医科の診療も行う機関については対象に含みます。

参考：厚生労働省保険局医療課長通知保医発 0305 第5号「基本診療料の施設基準等及びその届出に関する手続きの取扱いについて（通知）」（令和6年3月5日）別添2「入院基本料等の施設基準等」第2「病院の入院基本料等に関する施設基準」4の2（6）

〔「レセプト電算処理システム用コード」を用いて評価を行う項目について〕

一般病棟用，特定集中治療室用，ハイケアユニット用

Q2. 「レセプト電算処理システム用コード」（以下，「コード」）を用いた評価を行うに当たって，病棟の看護職員等が，日々使用した薬剤や実施された手術・処置がコード一覧に該当するかを確認する必要はありますか。

A. 「コード」を用いて評価を行う項目については，コード入力の有無により「あり」「なし」を評価するため，病棟の看護職員等が各選択肢の判断を行う必要はありません。

参考：厚生労働省保険局医療課長通知保医発 0305 第5号「基本診療料の施設基準等及びその届出に関する手続きの取扱いについて（通知）」（令和6年3月5日）別添2「入院基本料等の施設基準等」第2「病院の入院基本料等に関する施設基準」4の2（8）

〔A項目に関する評価について〕

一般病棟用，ハイケアユニット用

Q3. A項目「注射薬剤3種類以上の管理」の薬剤とは何を指しますか。どのよう

に数えればよいでしょうか。

A. EF 統合ファイルにおけるデータ区分コードが 30 番台（注射）の薬剤に限ります。ただし，対象外となる薬剤が指定されています。厚生労働省保険局医療課長通知保医発 0305 第 5 号「基本診療料の施設基準等及びその届出に関する手続きの取扱いについて（通知）」（令和 6 年 3 月 5 日）別添 6 別紙 7 別表 2「一般病棟用の重症度，医療・看護必要度 A・C 項目に係るレセプト電算処理システム用コード一覧の「A3　注射薬剤 3 種類以上の管理」において，薬剤の種類数の対象から除くもの」および別紙 18 別表 2「ハイケアユニット用の重症度，医療・看護必要度 A 項目に係るレセプト電算処理システム用コード一覧の「A4　注射薬剤 3 種類以上の管理」において，薬剤の種類数の対象から除くもの」の一覧を確認し，その一覧に記載されている薬剤は除外してください。

なお，成分名が同一のものは「1 種類」と数えます。成分名は厚生労働省「薬価基準収載品目リスト及び後発医薬品に関する情報について」で確認してください。

一般病棟用，ハイケアユニット用

Q4. アルブミン製剤を投与した患者について，A 項目「輸血や血液製剤の管理」では「あり」と評価しますが，「注射薬剤 3 種類以上の管理」では，アルブミン製剤を 1 種類として数えてはならない，ということでしょうか。

A. そのとおりです。

一般病棟用

Q5. 一般病棟用「評価の手引き」の「アセスメント共通事項」の「4. 評価対象場所」では「原則として，当該病棟内を評価の対象場所とし，当該病棟以外で実施された治療，処置，看護及び観察については，評価の対象場所に含めない。ただし，A 項目の専門的な治療・処置のうち，放射線治療及び C 項目の手術等の医学的状況については，当該医療機関内における治療を評価の対象場所とする」と記載されています。一般病棟用 I の A 項目のうち，コード一覧を用いて評価を行う項目（例：「専門的な治療・処置」の「昇圧剤の使用」など）を当該病棟外（検査室など）で実施した場合も，当該コードの入力があれば「あり」と評価してよいでしょうか。

A. 「コード」を用いて評価を行う項目については，コード入力の有無により「あり」「なし」を評価することから，実施場所にかかわらず，当該項目のコード一覧に掲載されているコードが入力されている場合は「あり」と評価します。

参考：「疑義解釈資料の送付について（その 1）」（令和 2 年 3 月 31 日）問 8

一般病棟用Ⅰ

Q6. 一般病棟用ⅠのA項目「救急搬送後の入院」について，入院当日を含めた2日間を評価の対象とするとされていますが，入院後2日目までに別の評価対象病棟等に転棟した場合，転棟先の病棟等でも引き続き入院後2日目まで「あり」と評価してよいでしょうか。

A. 救急搬送後の患者が評価対象病棟に直接入院し，入院後2日目までに別の評価対象病棟（一般病棟用Ⅰを評価する病棟）に転棟した場合，入院当日を含めた2日目まで引き続き「あり」と評価します。

一般病棟用Ⅱ

Q7. 一般病棟用ⅡのA項目「緊急に入院を必要とする状態」について，

① 地域包括ケア病棟でも評価できますか。

② 入院当日を含めた2日間を「あり」と評価するとされていますが，入院後2日目までに別の評価対象病棟に転棟した場合，転棟先の病棟でも引き続き入院後2日目まで「あり」と評価してよいでしょうか。

A.

① 「評価の手引き」では，「緊急に入院を必要とする状態」について，地域包括ケア病棟入院料および地域包括ケア入院医療管理料においては評価対象に含めないと記載されているため，これら入院料等においては，評価はできません。

② 入院日において当該項目のコード一覧に掲載されているコードが入力され，当該患者が評価対象病棟に直接入院した後，入院後2日目までに別の評価対象病棟（一般病棟用Ⅱを評価する病棟）へ転棟した場合，一般病棟用Ⅰの「救急搬送後の入院」と同様に，入院当日を含めた2日目まで引き続き「あり」と評価します。

特定集中治療室用，ハイケアユニット用

Q8. A項目「特殊な治療法等」について，脳室ドレーンを用いてICP測定を実施した場合，「あり」と評価してよいでしょうか。

A. 「評価の手引き」には，ICP測定の方法等は定義されていませんので，方法にかかわらず，ICP測定を実施した場合は「あり」と評価します（「必要度Ⅱ」では「コード」を用いて評価）。

〔B項目に関する評価について〕

一般病棟用，特定集中治療室用，ハイケアユニット用

Q9. 「評価の手引き」のB項目共通事項では，「4. 動作が禁止されているにもかかわらず，患者が無断で当該動作を行ってしまった場合に『できる』又は『自

立』とする」とされていますが，評価日において一度でも患者が無断で当該動作を行ってしまったら，評価日の「患者の状態」は「できる」または「自立」と評価するのでしょうか。

A. 評価日において患者が無断で当該動作を行ってしまう状態が 1 日中続いた場合は，評価日の「患者の状態」を「できる」または「自立」と評価します。しかし，評価日において患者が無断で行った当該動作が一時的なものであれば，評価日当日の介助を必要とする状況（当該動作の禁止指示に従っている状況も含む）に合わせて自立度の低い状態をもとに評価を行います。

一般病棟用，特定集中治療室用，ハイケアユニット用

Q10. 「評価の手引き」の B 項目共通事項に，「3. 当該動作が制限されていない場合には，可能であれば動作を促し，観察した結果をもとに『患者の状態』を評価すること。動作の確認をできなかった場合には，通常，介助が必要な状態であっても『できる』又は『自立』とする」と記載があります。動作の制限等の指示がない患者で，評価日に B 項目に該当する動作（たとえば，「移乗」や「衣服の着脱」など）を行う機会がなかった場合，当該動作を促すことができません。その場合，通常，当該動作に介助が必要な状態であっても，当該動作の確認をできなかったと解釈して，「できる」または「自立」と評価するのでしょうか。

A. 動作の確認ができなかった場合には，「評価の手引き」に記載のとおり，「できる」または「自立」と評価することになりますが，評価日に当該動作を促すことができなくても，患者の状態を観察した結果をもとに判断が可能な場合もあると考えられます。たとえば，観察の結果，意識障害などにより当該動作ができないと判断できれば，「患者の状態」は「できない」や「全介助」あるいは「要介助」「一部介助」になると考えられます。

一般病棟用，特定集中治療室用，ハイケアユニット用

Q11. B 項目「衣服の着脱」について，「評価の手引き」には「衣服とは，患者が日常生活上必要とし着用しているものをいう」と記載されていますが，検査や手術のために一時的に着用した検査着やオムツも衣服に含まれるでしょうか。

A. 「評価の手引き」には，衣服の着用目的は示されていませんので，衣服に含まれると考えて差し支えありません。

一般病棟用，特定集中治療室用，ハイケアユニット用

Q12. B 項目「診療・療養上の指示が通じる」について，鎮静薬の使用や意識障害などのため意思疎通ができず，指示を理解することが困難な患者の場合，指示どおりの行動ができない（指示どおりでない行動が見られる）と考えて，「い

いえ」と評価してよいでしょうか。

A.　「評価の手引き」では，精神科領域，意識障害の有無等，背景疾患は問わず，指示を理解できない場合は「いいえ」と評価すると記載されています。そのため，観察の結果，鎮静薬の影響や意識障害などにより指示を理解できないと判断できる場合は，「いいえ」と評価します。

一般病棟用，特定集中治療室用，ハイケアユニット用

Q13.　B項目「移乗」について，ベッドや車椅子からの移乗だけではなく，ストレッチャーからベッドなどへの移乗の介助を実施した場合も，「実施あり」と評価してよいでしょうか。

A.　「必要度」の評価に当たっては，「評価の手引き」に記載されている内容以上のことは求められていません。質問のような個別のケースについて「評価の手引き」の記載と多少異なる状況などで迷う場合は，「評価の手引き」に記載の定義や留意点などと照らし合わせた上で判断して差し支えありません。

　「評価の手引き」で，「移乗」は，「ベッドから車椅子へ」「ベッドからストレッチャーへ」「車椅子からポータブルトイレへ」など，乗り移ることであると定義されています。そのため，「乗り移ること」という定義に当てはまると判断できれば，「実施あり」と評価して差し支えありません。

〔B項目の記録について〕

一般病棟用，特定集中治療室用，ハイケアユニット用

Q14.　B項目の評価に当たって，評価票へ記入しています。そのほかに，別途，記録は必要ですか。

A.　「患者の状態」および「介助の実施」を評価した評価票が実施記録に当たると考えて差し支えないので，評価日における評価票への記入のほかに，別途，重複する記録を残す必要はありません。

　ただし，入院基本料の算定に当たっては，厚生労働省保険局医療課長通知保医発0305第5号「基本診療料の施設基準等及びその届出に関する手続きの取扱いについて（通知）」（令和6年3月5日）別添6別紙6「入院基本料に係る看護記録」に記載されているとおり，経過記録や看護計画に関する記録は引き続き必要です。診療報酬の算定にかかわらず，看護実践の証明や継続性の担保，質の向上のために，看護記録は欠かせません。

参考：「疑義解釈資料の送付について（その29）」（令和2年8月25日）問2

2024 年度診療報酬改定対応
「重症度，医療・看護必要度」解説書

2024 年 6 月 10 日　第 1 版第 1 刷発行　　　　　　　　　　　　　　　　　　　〈検印省略〉

編　者　　公益社団法人　日本看護協会

発　行　　株式会社　日本看護協会出版会
　　　　　〒 150-0001　東京都渋谷区神宮前 5-8-2　日本看護協会ビル 4 階
　　　　　〈注文・問合せ／書店窓口〉TEL / 0436-23-3271　FAX / 0436-23-3272
　　　　　〈編集〉TEL / 03-5319-7171
　　　　　https://www.jnapc.co.jp

印　刷　　大日本法令印刷株式会社

©2024　Printed in Japan　　　　　　　　　　　　　　　　　　　　ISBN978-4-8180-2773-2

● 本著作物（デジタルデータ等含む）の複写・複製・転載・翻訳・データベースへの取り込み，および送信（送信可能化権を含む）・上映・譲渡に関する許諾権は，株式会社日本看護協会出版会が保有しています。

● 本著作物に掲載の URL や QR コードなどのリンク先は，予告なしに変更・削除される場合があります。

JCOPY〈出版者著作権管理機構 委託出版物〉
本著作物の無断複製は著作権法上での例外を除き禁じられています。複製される場合は，その都度事前に一般社団法人出版者著作権管理機構（電話 03-5244-5088，FAX 03-5244-5089，e-mail: info@jcopy.or.jp）の許諾を得てください。

●日本看護協会出版会
メールインフォメーション会員募集
新刊，オンライン研修などの最新情報や，好評書籍の
プレゼント情報をいち早くメールでお届けします。

ご登録は
1分で完了